Sven Bach / Benjamin Breitmaier

Der Fettsack

1. Auflage 2015
Sven Bach / Benjamin Breitmaier
Der Fettsack
Eine Abrechnung mit Diäten
und ihrem Freund – dem Jo-Jo-Effekt

Covergestaltung: Yves Findling
© by Gerhard Hess Verlag, 88427 Bad Schussenried
Gesamtherstellung Gerhard Hess Verlag
www.gerhard-hess-verlag.de

ISBN 978-3-87336-500-1

Sven Bach / Benjamin Breitmaier

Der Fettsack

Eine Abrechnung mit Diäten

und ihrem Freund – dem Jo-Jo-Effekt

Gerhard Hess Verlag

Wir sagen Danke

Sven Bach:

Für die unzähligen Stunden des Zuhörens, für das Mutmachen und Kommentieren muss ich mich zuerst bei meiner Frau Babsi bedanken. Ein weiteres großes Dankeschön geht an Dr. Tilo Gold für seine wertvollen Impulse und sein Fachwissen, das er in Form eines ganzen Kapitels in „Der Fettsack" zur Verfügung gestellt hat. Für den fruchtbaren Austausch sowie seine wirklich inspirierenden Vorträge und Seminare will ich mich bei Dr. Martin Hofmeister bedanken. Dass die Küche praktisch ein zweites Zuhause für mich wurde, ist mitunter der Verdienst von Brigitte Mattheis. Sie hat mir vor rund 20 Jahren das Kochen beigebracht. Dass mein Beruf mir heute jeden Tag Freude bereitet ist mitunter auf meine tolle Ausbildung in Ulm zurückzuführen. Der fachliche Input von Dr. Hannelore Wenzel war dafür wegweisend. Für die amüsanten Kochereignisse während meiner WG-Zeit und seinen fachlichen Input über den menschlichen Stoffwechsel möchte ich mich bei Frauenarzt Christoph Estermann bedanken. Ein weiteres Dankeschön geht an Petra Lergenmüller für ihre journalistische Unterstützung, die fantastischen Rezepte und einen stets interessanten Austausch über die verschiedensten Lebensmittel.

Benjamin Breitmaier:

Seit Beginn der Recherche-Arbeit für „Der Fettsack" habe ich selbst neun Kilogramm abgenommen. Auf meiner Schulter sitzt er auch, der kleine imaginäre Sven Bach. Er sagt mir, dass es völlig in Ordnung ist, die Vierkäse-Pizza vor mir zu verdrücken, aber dafür vielleicht zum Wasser, statt der Cola zu greifen. Deswegen muss mein erster Dank an den Meister Sven Bach selbst gehen. Wobei ich ihm doch etwas übel nehme, dass er mir so unbarmherzig klar gemacht hat, dass der Preis eines Vollrausches mehr ist, als das Kopfweh am nächsten Morgen. Gleichzeitig hätte die Fertigstellung des Buches wahrscheinlich sehr viel länger gedauert, wäre mir meine Mutter nicht ständig im Nacken gesessen, dass sie nun endlich dieses Buch braucht. Für die vielen Streitgespräche zum Thema Übergewicht und für manch andere Perspektive muss ich mich bei Daniela Kabel bedanken. Hoffentlich erfährt niemand, dass wir Pizza in die Tübinger Uni-Bibliothek geschmuggelt haben. Ein großes Dankeschön muss an dieser Stelle auch an die fantastische Viviana Weschenmoser gehen, der selbst elfstündige Fotoshootings nichts anhaben können, obwohl sie währenddessen gleich neun Sven-Bach-Rezepte parallel kochen musste. Danke auch an Daniel Wiest, dessen Wohnung wir dafür einen Tag okkupieren durften. Für drei wunderbare Interviews und ein sehr sympathisches Fotoshooting muss ich mich bei Sebastian Schnabel, Silke Pfeffer und Thomas Schneider bedanken, deren Blick auf Svens Arbeit aus der Patientenperspektive unschätzbar wertvoll war.

Inhalt

Vorwort

von Horst Wörner

Es mag Zufall gewesen sein, oder Fügung, dass mich zufällig der Weg zu einem Vortrag von Sven Bach geführt hat. Das Thema „Abnehmen" war mir nicht fremd – mit damals über 150 Kilogramm verständlich. Allerdings hatte ich nach zahlreichen Versuchen bereits aufgegeben. Wer sollte mir noch eine Lösung meines Problems und meiner Not anbieten können, wo ich doch so vieles schon ausprobiert hatte. Anhören kostet nichts, also warum nicht auch noch diesen Vortrag mitnehmen. Natürlich habe ich mir wenig davon versprochen.

Und doch sollte sich fortan vieles in meinem Leben ändern. Sven Bach trat bescheiden auf, keine Spur von Marktschreier. Ein Satz elektrisierte mich, man könne, auch unter Berücksichtigung seiner Empfehlungen, essen was man wolle. Mein abendliches Glas Bier, eine gelegentliche Bratwurst und vieles andere sollte weiterhin zu meinen Essensplänen zählen dürfen. Einzige Einschränkung: Man sollte sich an den Plan halten. Zum ersten Mal in meinem Leben begann ich mich mit der Energie in unserer Nahrung zu beschäftigen, die wir täglich zu uns nehmen. Immer wieder schickte ich eine Mail an Sven, was wohl dieses oder jenes Essen an Kalorien in sich tragen würde. Unterdessen wusste ich schon bald um den „Kalorienpreis" von einem Pärchen Wiener und einem Glas Bier. Und mein Essverhalten bekam plötzlich einen sportlichen Anstrich. Ich stellte mich dem Wettbewerb mit den Kalorien – und gewann von Woche zu Woche. Sven begleitete mich, fragte nach. Nach einem knappen dreiviertel Jahr hatte ich runde 20 Kilo weniger zu schleppen. Einige Pfunde hatte ich schon früher relativ schnell verloren. Es sollte aber nie länger als ein Monat dauern, und ich hatte mir die doppelte Zahl wieder „einverleibt".

11

Nachhaltigkeit, auch darüber sprach Sven in seinem Vortrag. Und genau, ich schaffte es, mein Gewicht zu halten, die Nachhaltigkeit nicht zu gefährden. Heute, eineinhalb Jahre nach der mentalen Einsicht und Änderung meines Konsumverhaltens, bin ich immer noch stattlich anzusehen. Aber das gewünschte Ziel von etwa 25 Kilo Gewichtsreduzierung habe ich erreicht. Auch gelegentliche Rückschläge konnten nichts daran ändern.

Nur, und diesen Erfahrungswert möchte ich gerne weitergeben: Man kann die Problematik einer Gewichtsreduzierung nicht umgehen. Der Markt und dessen verführerische Angebote täuschen und enttäuschen. Nur mit einer Bewusstseinsänderung und einer gewissen Disziplin – unter Anleitung eines seriösen Beraters, neudeutsch Coachs, wie ich Sven kennen und schätzen gelernt habe, ist dieses Vorhaben in den Griff zu bekommen. Und glauben Sie mir, der Erfolg motiviert zum Weitermachen.

Einleitung

Mittlerweile sind es fast 700 Millionen Erkrankte, die weitverbreitetste Krankheit der Welt, ein zehntel der gesamten Menschheit: Adipositas, Krankhaftes Übergewicht, Fettleibigkeit. „Ein Teil der Welt isst sich im wahrsten Sinne des Wortes zu Tode", sagte die Generaldirektorin der Weltgesundheitsorganisation, Margaret Chan, bei der 67. Weltgesundheitsversammlung im Jahr 2014. Die Zahl der leicht Übergewichtigen liegt bedeutend höher. Laut einer Studie des Fachblatts „The Lancet" haben 2,1 Milliarden Menschen einen Body-Mass-Index von mehr als 25. Das bedeutet Übergewicht. Die Weltgesundheitsorganisation (WHO) und die Organisation für wirtschaftliche Zusammenarbeit und Entwicklung (OECD) sprechen mittlerweile von einer „globalen Adipositas-Epidemie". Anlässlich des Europäischen Kongresses zu Übergewicht im Jahr 2015 in Prag gab die WHO an, dass es in manchen Ländern im Jahr 2030 keine normalgewichtigen Menschen mehr geben würde. „Regierungen müssen mehr tun, um das Marketing für ungesundes Essen zu begrenzen und gesundes Essen erschwinglicher zu machen", forderte Laura Webber, die für das britische Gesundheitsforum arbeitet und an dem Projekt mit der WHO beteiligt war.

Die Lage ist ernst: Krankheiten, die in direktem Zusammenhang stehen, sind auf dem Vormarsch – Bluthochdruck, Diabetes Typ 2, Depressionen. Eines der Länder, die am schwersten betroffen sind: Deutschland. Die „Studie zur Gesundheit Erwachsener in Deutschland" sagt, dass 67 Prozent der Männer und 53 Prozent der Frauen in Deutschland übergewichtig sind. Die Zahlen bleiben seit mehreren Jahren in etwa konstant. Doch ein Problem wächst rapide: Schon 1,6 Millionen Deutsche leiden an massiver Fettsucht (Adipositas Grad III, BMI größer 40), 24 Prozent der Deutschen sind adipös, – BMI über 30. Das kostet Deutschlands Gesundheitssystem jedes Jahr geschätzte 17 Milliarden Euro. Demografen wie Christina Westphal und Gabriele Doblhammer vom Rostocker Zentrum zur Erforschung des Demografischen Wandels ermittelten, dass sich diese Zahlen bis zum Jahr 2030 auf 30 bis 80 Prozent der Bevölkerung erhöhen könnten.

Auch wenn der Body-Mass-Index sich nur bedingt dazu eignet, das Problem Übergewicht zu erfassen (siehe Kapitel: „Warum sind wir zu dick?"), geben diese Zahlen zu denken.

Noch schlimmer sieht es für die nächste Generation aus: Unsere Kinder verbringen jeden Tag Stunden vor Bildschirmen – bis zu 70 Prozent ihrer Wachzeit, wie die Deutsche Gesellschaft für Sportmedizin (DGSP) im Februar 2015 erklärt hat. Eigentlich sind Kinderkörper darauf ausgelegt, stundenlang auf voller Geschwindigkeit durch die Gegend zu toben. Die DGSP empfiehlt 60 bis 90 Minuten intensiver körperlicher Ertüchtigung am Tag. Die Daten der sogenannten KiGGS-Studie ergeben, dass in Deutschland insgesamt 14,8 Prozent der Kinder und Jugendlichen im Alter von zwei bis 17 Jahren übergewichtig sind, davon leiden 6,1 Prozent unter Fettsucht. In Zahlen: 1,7 Millionen Kinder in Deutschland sind übergewichtig, 750000 davon sind krankhaft adipös.

Der Kampf jedes Einzelnen von uns gegen sein Übergewicht ist lang. Es ist ein Weg ohne Abkürzungen, eine Reise mit unzähligen falschen Straßenschildern. Täglich legen uns Werbung und Lebensmittelindustrie Steine in den Weg. Demgegenüber steht eine mächtige Branche, die sich darauf spezialisiert hat, jedem Übergewichtigen zu suggerieren, dass es ein Kinderspiel ist, Gewicht zu verlieren. Der Markt an Pülverchen und Nahrungsergänzungsprodukten ist riesig. Es gibt zahllose Diäten, mit denen jeder praktisch über Nacht zur Traumfigur findet. Die wissenschaftliche Realität sieht so aus, dass fundierte Therapien gegen Fettleibigkeit noch Mangelware sind. Doch eines muss jedem von uns klar sein: Sein Übergewicht zu verlieren, heißt nicht nur, dass wir uns mit weniger Krankheiten herumschlagen müssen. Hoher Blutdruck, Diabetes Typ 2, Gelenk-erkrankungen – alles hängt mit Gewicht und Körperfettanteil zu-sammen. Unsere Kinder werden diese Auswirkungen noch mehr zu spüren bekommen. Es mag polemisch klingen: Aber, wenn Sie es nicht für sich selbst tun, dann specken Sie für Ihre Kinder ab. Das Buch, das Sie in den Händen halten, hilft Ihnen, den Dschun-gel an Halbwahrheiten über Ernährung und Gewichtskontrolle zu durchdringen. Mit harten Fakten aus der Wissenschaft und Erfah-rung aus fast 20 Jahren patientennaher Ernährungstherapie sollen Ihnen diese Seiten helfen, auf dem Weg zu bleiben, der am Ende nichts anderes bedeutet, als ein großes Stück zurückgewonnener Lebensqualität. Was mir bei meinen Patienten dabei schon immer wichtig war: Es geht hier nicht um Diät, es geht darum, dauerhaft sein Leben ein wenig umzubauen. Alle Diäten scheitern beim Ver-zicht auf Genuss. Das kann es nicht sein. Harte Realität ist aber die tägliche Bilanz. Es geht einzig und allein um die Frage, wie viel brauche ich und wie viel sollte ich zu mir nehmen. Dieses Buch hilft Ihnen dabei, beide Fragen zu klären.

Vor 20 Jahren hat der Weg für mich angefangen. 19 Jahre, 141 Ki-logramm schwer. Es war damals ein zentrales Erlebnis, ein Punkt, an dem ich mich dazu entschlossen habe, mich nicht mit meiner Fettleibigkeit abzufinden. Jeder Tag hat sich seither gelohnt. Heute ist für mich der Beruf eines Diätassistenten und Ernährungsfach-mannes einer der schönsten, die ich mir vorstellen kann. Ich weiß heute, dass es wirklich jeder schaffen kann, zu seinem Idealgewicht zu finden. Es kommt nicht darauf an, wer man ist, wo man her-kommt, welchen Beruf man ausübt. Keine Frage: Für die einen ist der Weg leichter, andere müssen mehr investieren. Aber nach 20 Jahren freue ich mich immer wieder sagen zu können, dass es für mich und jeden meiner 2400 übergewichtigen Patienten der rich-tige Weg war.

Das bin ich, Sven Bach

Stechender Schmerz, intensiv, fast greifbar. Es genügten einige Sekunden – wenige Augenblicke, um Zeuge zu werden, wie die 16-jährige Schönheit am Schalter der kleinen Volksbank meiner Heimatstadt Horb mein ansonsten recht stabiles Selbstbewusstsein zu Staub zermahlte. Als ich an den Schalter ging, lächelte sie. Sie musste lächeln, das hatte sie in der Ausbildung zur Bankkauffrau gelernt. Für mich gab es keinen Zweifel, dass sie nur lächelte, weil sie es musste. Ihre Mundwinkel klebten in einem unnatürlich krampfigen Halbmond viel zu weit oben in ihrem sonst makellosen Gesicht. Einige Augenblicke starrte sie mir mit dieser Maske in die Augen. Irgendwann gab sie auf. Die Azubine versuchte noch die Bewegung ihres Kopfes mit einer Drehung zu kaschieren, doch in einer verheerenden Kamerafahrt wurde ich einmal von oben bis unten gemustert. Ihre bis dahin so tapfer gehaltene Kundenbetreuer-Mimik implodierte. An deren Stelle trat eine Mischung, die mich in meinen Grundfesten erschütterte. In ihrem Gesicht spiegelten sich blankes Entsetzen, Abscheu, Ekel und eine Spur distanziertes Mitleid. Den Ausdruck kannte ich. Genauso sieht ein Mensch aus, der in unmittelbarer, zeitlicher Nähe eine Kloschüssel umarmen will, um seinen Mageninhalt einer eingängigen Analyse zu unterziehen.

Zwei Meter rechts des Schalters war eine große Glasscheibe. In ihr erkannte ich meine Umrisse. Sven Bach, 18 Jahre alt. Ich versuchte zu verstehen, was gerade in dem Mädchen vor sich ging. Ich sah mir selbst in die Augen. Da stand ich: 1,98 Meter groß, 141 Kilogramm schwer. Mein Beinkleid: die grandiose Lächerlichkeit einer Jogginghose. Keine Jeans konnte mehr mit meiner Statur umgehen. Bodyhosen, so nannten sich die Dinger – mit Gummibund und Batikoptik. Meine Heavy-Metal-Haarmatte ergoss sich über den Knubbel-Rücken. Vorne trug ich es damals gerne etwas kürzer. In meinem Gesicht machte sich ein Bart in drei Zöpfen breit, einer davon rot. Das Schauer-Ensemble rundeten das abgetragene Slayer-Shirt und ein Satz angefressener Fingernägel ab. Verdammt, man kann es der Kleinen hinter dem Schalter nicht mal verdenken. Sie stammte aus einer anderen Welt. Einer Welt mit perfekten goldenen Locken, einem faltenlosen Hosenanzug und einer zierlichen Statur, die bei 18-jährigen Jungs das Tagtraum-Kino anschaltet.

Eigentlich wollte ich an diesem Tag im Jahr 1993 nur eine Überweisung abgeben. Aber als ich aus den Türen der Volksbank Horb trat, hatte sich in mir etwas verändert. „Das kann nicht sein. So nicht". Das war der Tag, an dem sich alles veränderte.

Aber wie kam es dazu? Wie genau schaffte es ein Kerl, der eigentlich gar nicht so viel isst, innerhalb seiner Pubertät zu einem Berg von Mann mit 141 Kilogramm Lebendgewicht zu wachsen.

Ich kann meinen Eltern keinen Vorwurf machen. Wir hatten damals keine Ah-

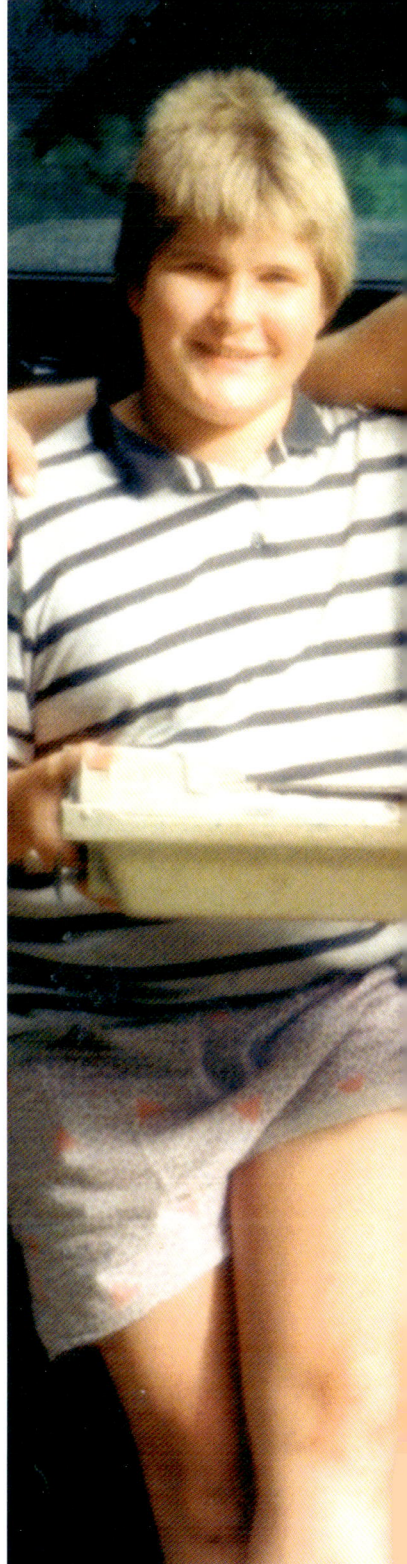

Ein Foto von mir im Alter von 14 Jahren. Damals wog ich 95 Kilogramm.
Foto: privat

nung, was Milch und Zucker-Getränke mit einem Kinderkörper machen (siehe Grafik Seite 19). Seit meiner Geburt war ich ein Kind, das entfernte Verwandte wohlwollend als „gutgenährt" bezeichnen würden. Mit fünf Jahren fingen die Probleme an. Meine Eltern hatten einen Getränkehandel. Ich kam immer irgendwie an Spezi und Fanta und die anderen zweifelhaften Köstlichkeiten heran. Dann war da noch die leckere Milch, die jeden Tag frisch vom Bauernhof gegenüber kam. In der Grundschulzeit war ich nahezu täglich auf dem Hof, saß auf einem Schemel und habe beim Melken zugeguckt. Irgendwo stand einfach immer eine volle Milchkanne. So habe ich mir ganz nebenbei Vier-Prozent-Direkt-Eutermilch mit 700 bis 1000 Kalorien in meinen Kindermund geschüttet. Dazu kamen die 750 Kalorien aus den Softgetränken. Meine fortschreitende Gewichtszunahme fiel auch meiner Mutter auf. Termin beim Hausarzt: „Was kann man da machen?" „Der Junge muss weniger essen." – wenn ich zurückdenke, ist genau dieser Tipp einer der Gründe, warum ich heute meinen Job mache. Denn mit dem „einfach weniger essen" ist der Kampf gegen Übergewicht nicht zu gewinnen. Die zwei Toastbrote, das bisschen Gulasch und die Scheibe Brot am Tag waren nicht das Problem. Ich wurde immer dicker. Mit neun Jahren war ich ein echter Brocken. Ich konnte vier Getränkekisten auf einmal schleppen. Als 10-jähriger Steppke zeigte die Waage 81 Kilogramm an. Es wurde schlimmer. Mich packte der pubertäre Hunger. Die Softdrinks waren mein täglicher Begleiter – bis zu vier Liter, 400 Gramm flüssiger Zucker. Was ich damals nicht wusste: Die Getränke machen nicht nur dick, sie schädigen auch die Leber, was Ärzte im März 2015 im Fachblatt „Liver International" feststellten. Folge ist häufig Diabetes. Mein Gewicht schoss damals von meinem zehnten bis zum fünfzehnten Lebensjahr von 81 auf 120 Kilogramm.

„Şişko patates yarım kilo domates", riefen mir einige Kinder aus der Schule nach. Das türkische Sprichwort ist eine weniger freundliche Bezeichnung für beleibtere Mitglieder der Gesellschaft. Es war nicht böse gemeint. Ich hatte Freunde, spielte Fußball. Da-

Zuckergehalte verschiedener Nahrungsmittel

Milchprodukte

- 1 Becher Fruchtjoghurt (150 g) — 8
- 1 Becher probiotischer Drink (100 g) — 4
- 1 Becher Fruchtquark (50 g) — 2
- 1 Portion Schmelz- oder Scheibleittenkäse (40 g) — 2
- 1 Portion Eis — 1
- 1 Portion Eis — 8-10

1 Würfelzucker entspricht 3 g Zucker

<5 g 100 g bzw. <2,5 g 100 ml — niedriger Zuckergehalt

5-12,5 g 100 g bzw. 2,5-6 g 100 ml — mittlerer Zuckergehalt

>12,5 g 100 g bzw. >6 g 100 ml — hoher Zuckergehalt

Quelle: Health Claims & Bundeslebensmittelschlüssel Mittelwerte produktspezifisch sollen Nährwertangaben gemacht werden/Hersteller

Gerichte und Zutaten

- 15 g Cappuccino-pulver — 3
- 1 Portion Ketchup (20 g) — 2
- 1 Portion Grillsoße (30 g) — 2
- 1 Portion Salat Dressing (50 g) — 1
- 80 g Geflügelsalat — 2
- Hamburger/ Cheeseburger (135 g) — 3
- 220 g Currywurst — 8
- 400 g Ravioli (Dose) — 4

Backwaren/ Cerealien

- 90 g Cornflakes — 2
- 90 g gesüßte Cornflakes — 11
- 90 g Früchtemüsli — 8
- 1 Müsliriegel (20 g) — 2
- 1 Muffin — 7
- 1 Stück Schokoladenkuchen (180 g) — 18
- 1 Stück Fruchtschnitte (160 g) — 10
- 1 Stück Marmorkuchen (120 g) — 9
- 1 Cookie; 5 Butterkekse (50 g) — 4

Süßwaren/ Desserts

- 100 g Fruchtgummi — 16
- 1 Bonbon — 2
- 1 Tafel Schokolade (Vollmilch) — 18
- 1 Tafel Schokolade (70% Kakao) — 9
- 1 Schokoriegel (50 g) — 10
- 1 Milchriegel (25 g) — 4
- 1 Portion Pudding (150 g) — 6
- 1 Portion Mousse au Chocolate (80 g) — 5
- 1 Portion Tiramisu (100g) — 8

Getränke

- 1 Becher gezuckertes Kaffeegetränk — 7
- 0,3 l Eiskaffee/ Frappe — 13
- 0,5 l Kakaogetränk — 15
- 0,25 l Smoothie — 10
- 0,35 l Bubble Tea — 15
- 0,13 l Wein/ Sekt — 1-3
- 0,15 l Glühwein — 8
- 0,33 l Bier — 1
- 0,5 l Radler/ Biermixgetränk — 6

Getränke

- 1l Cola — 35
- 1l Limonade — 34
- 1l Apfelschorle — 21
- 0,75 l Fitness/ Wellnessgetränk — 10
- 0,5 l Eistee — 12
- 1 Glas Fruchtsaft — 6
- 1 Glas Tomatensaft — 2
- 1 Dose Energy Drink — 9

Obst und Gemüse

- 1 Apfel/ Birne/ Orange — 4
- 160 g Erdbeeren — 3
- 150 g Weintrauben — 8
- 125 g Pfirsich (frisch) — 3
- 125 g Pfirsich (Dose) — 7
- 150 g Ananas (frisch) — 7
- 150 g Ananas (Dose) — 10
- 50 g Trockenfrüchte — 11
- je 150 g Tomate/ Paprika/ Brokkoli — 1
- Blattgemüse — 0

mals war mir gar nicht bewusst, dass mein Gewicht ein Problem sein könnte.

Dann ging mein Mofa kaputt. Ich war 16. Das Ding war ein Prachtstück in grün: Herkules Prima 5 Automatik. Seit meinem 15. Lebensjahr war der Ofen gleichbedeutend mit kompromissloser Freiheit. Aber auch das stärkste Herkules Mofa packt keinen 120 Kilo schweren Klotz, wenn es bergauf geht. Ich musste mich immer bei meinen Freunden einhaken. Zum ersten Mal war mir mein Gewicht wirklich peinlich. Das war Ende 1992. Ich machte weniger mit meinen Freunden. Deren Mofas fuhren noch. Zuhause sitzen und essen wurden zur traurigen Hauptbeschäftigung.

„Du bist einfach zu fett, deswegen zeigt das Ding nichts mehr an", sagte jemand. Es war auf der Hausparty eines Freundes. Aus Spaß stieg ich auf eine Waage, die dort herumstand. Ich dachte sie wäre kaputt. Sie war es nicht. Die meisten Waagen schaffen heute ein Gewicht von 200 Kilogramm. Damals war das noch anders. Bei 120 war Schluss. An einem Samstag im März des Jahres 1993 wog ich 141 Kilogramm.

Dann kam die Szene in der Volksbank Horb: „Jetzt musst du was ändern, bezüglich der Arbeit, bezüglich deines Körpers, bezüglich allem". Die Stunde null. Wenn sich junge Mädchen in deinem Alter vor dir ekeln, dann bist du am Abgrund angekommen. Ich kann mich heute noch an die Worte in meinem Kopf erinnern. Die Anlässe meiner Patienten, etwas am Status Quo zu verändern, waren oft ganz andere. Der keuchende Husten, am Ende der Treppe, ein kleiner Kommentar des Partners, der einzelne Blick eines Fremden auf der Straße oder der Rat des eigenen Chefs.

Es folgte der erste Schritt. Wenn ich zurückblicke auf die Zeit, in der ich mein Gewicht verlor, hätte ich mir mein jüngeres Selbst gerne zur Brust genommen und gesagt: „Junge, ich bewundere deinen Enthusiasmus, aber mach es doch bitte richtig." Damals packte ich den Holzhammer aus. Ich fing an zu laufen, fast jeden Tag. Die erste Fachliteratur über Ernährung hatte ich aus einer Apotheke. Ein kleines Heft mit Kalorientabelle. Zum ersten Mal sah ich, dass der Auslöser für mein Übergewicht nicht meine feste Nahrung war. Die Tabelle zeigte mir eiskalt, wie viel Zucker ich jeden Tag in mich hinein schüttete und, was die Softdrinks damit meinem Körper antaten. Die zweite Offenbarung: Ich konnte fast nicht glauben, wie wenig Kalorien in Gemüse stecken. Da hab ich das sehr schnell verstanden. Warum wussten das meine Ärzte nicht?

Meine Freunde haben mich zuerst nicht ernst genommen. Zu meinem Geburtstag bekam ich einen Diätplan: Ein Gramm Big Mac, ein Teelöffel Wasser und etwas Knäckebrot – aber nur zum Angucken. Mein Kumpel Dane sagte einmal zu mir: „Wir mögen dich so wie du bist, ob dick oder dünn." Ich habe festgestellt, dass es meinen Freunden völlig egal war, wie ich aussah. Die hat das nicht gestört. Das hat mich aber noch mehr motiviert. 1993 war ich im letzten Ausbildungsjahr bei der Deutschen Bundespost. Ich schoss mit dem Abnehmen über das Ziel hinaus. Bis zum Frühsommer 1994 wog ich nur noch 73,4 Kilogramm. Angefangen hatte ich mit 141.

„Medizinisch sind Sie magersüchtig. 1,98 groß, 73 Kilo, das ist massiv zu dünn", sagte die Ärztin des Kreiswehrersatzamtes in Karlsruhe. Die Medizinerin trug damals entscheidend dazu bei, dass ich das Thema Ernährung zu meinem Beruf machen wollte. Einige der Dinge, die sie mir damals erklärte, gebe ich heute noch an meine Patienten weiter. Von ihr hatte ich die ersten Buchtipps, sie erzählte mir von der „Deutschen Gesellschaft für Ernährung". Ich habe jedes der empfohlenen Bücher gelesen. Das war der Anfang meiner Philosophie, die ich bis heute verfolge. Ich begriff zum ersten Mal, dass die Gewichtsabnahme und Gewichtszunahme eigentlich nur ein Rechenspiel ist. Dessen Regeln sind einfach. Es richtig zu spielen, kann schwer sein.

Ich testete damals alles aus: Ich hatte eine Vollwertkost-Phase. Nichts richtig Gekochtes, sehr viel Gemüse, kein Industrieessen. Klingt sehr gesund. Allerdings musste ich mich über Monate hinweg mit einer fiesen Verstopfung herumschlagen. Ich probierte die Atkins-Diät: Sie funktionierte gut. Doch starke Magendarmbeschwerden machten mir nach kurzer Zeit zu schaffen. Außerdem hatte ich erhöhte Harnsäure- und Cholesterinwerte. Für mein Umfeld damals eine echte Herausforderung: Bei der Diät riecht man nicht sehr gut. Danach Trennkost: Im Prinzip nichts Schlechtes, weil man automatisch den Gemüseanteil erhöht. Auf Dauer geht aber die Freude am Essen komplett verloren – alle guten Sachen fallen praktisch durch das Raster. Vorteile einer Trennung der Kohlenhydrate vom restlichen Essen gibt es aus wissenschaftlicher Sicht eher nicht.

Neben den Fachbüchern las ich sehr viele Magazine. Beim Vergleich der verschiedenen Quellen merkte ich damals schon, dass in den Zeitschriften unglaublich viel Mist erzählt wird. Dinge wie „Chilli essen und Zitronensaft trinken kurbelt die Fettverbrennung an". Das eigentlich Traurige daran ist: Die Zeitschriften verkaufen sich nach wie vor mit den gleichen Lügen. Der Grund dafür ist einfach: Menschen suchen immer noch nach dem einfachsten und simpelsten Weg zum Idealgewicht. Doch trotz Tonnen an verschiedenen Wunderpulvern, wird die Gesellschaft immer dicker.

Nachdem ich abgenommen hatte, plagte mich die panische Angst wieder zuzunehmen. Irgendwann pendelte sich mein Gewicht bei 82 Kilogramm ein. Der große Umbruch erfolgte im Jahr 1997. Mein Postboten-Beruf hatte mich nicht mehr wirklich erfüllt. Die Deutsche Post wurde in eine AG umgewandelt und ich griff bei einer Abfindung zu. Nachdem ich mich an verschiedenen Fachhochschulen für Ernährungstechnik und Ernährungswissenschaft beworben hatte, verschlug es mich nach Ulm an die „Akademie für Medizinische Berufe". Die Ausbildung zum Diätassistenten schloss ich nach drei Jahren ab. Da war ich 26 Jahre alt. Von 2001 bis 2007 arbeitete ich als stellvertretender Diätküchenleiter in einer Klinik in Sindelfingen. Es folgte der Schritt in die Selbstständigkeit. Am 2. April 2015 wurde die Sven Bach Praxis für Ernährungstherapie bereits acht Jahre alt.

Seit Beginn meiner Tätigkeit fiel mir auf, dass die meisten übergewichtigen Menschen, sich selbst nicht kennen. Sie sagen mir, dass sie faul sind, zu viel Fast Food essen und keinen Sport machen. Aber die Verhaltensweisen kratzen oft nur an der Oberfläche. Es sind Symptome, die am eigentlichen Problem vorbei gehen. Darum ist es wahnsinnig wichtig, zu wissen, warum man überhaupt zu dick ist und was wirklich dahintersteckt.

Warum sind wir zu dick?

August 1999, Flughafen Paris. Der Franzose Jean-Paule Touzé steht am Terminal. Er muss von Paris nach Peking. Als Präsident des Schachverbandes Belfort wurde Touzé als Schiedsrichter für die Weltmeisterschaft der Frauen in China engagiert. Doch seine Geschäftsreise wird für ihn nicht nur unangenehm teuer, sondern endet mit einer Drohung vor den Europäischen Gerichtshof zu ziehen. Jean-Paule fühlt sich diskriminiert. Er soll das Doppelte des normalen Ticketpreises bezahlen. 170 Kilo sind zu viel für einen Sitz – zumindest nach Meinung von Air France. Wer zwei Sitze braucht, der soll auch zwei Sitze zahlen. Als „Geste des guten Willens" bot die Fluggesellschaft an, für den zweiten Sitz nur 50 Prozent des Ticketpreises zu berechnen. Das wollte sich Touzé nicht gefallen lassen. Laut eines Artikels der französischen Zeitung „Libération" vom 13. August 1999 sprach Touzé von „einfachem und reinem Rassismus".

Nach einer Befragung aus dem Jahr 2010 war die Hälfte der deutschen Bevölkerung der Meinung, dass zu dicke Menschen mehr im Flugzeug bezahlen sollten. Noch heute verlangen viele Fluggesellschaften Aufpreise. Was wäre aber, wenn Jean seit Jahren mit einer Depression zu kämpfen hatte? Was wäre, wenn zu einer schlechten Veranlagung noch eine Schilddrüsenunterfunktion hinzukommt? Was wäre, wenn er jeden Tag so viel isst wie eine 50 Kilo leichte Frau und er trotzdem immer weiter zunimmt? Soll ein nachweislich kranker Mensch immer noch das Doppelte zahlen? Eine Frage, die von der Gesellschaft geklärt werden muss. Was aber jeder wissen sollte, der ein Urteil zum Übergewicht eines anderen Menschen abgibt: Hinter jedem Menschen mit Übergewicht steht eine einzigartige Geschichte. Die Hintergründe, warum manche Menschen Übergewicht haben, sind so individuell, wie die Menschen selbst. Es gibt nicht die „Dicken", die gerne auf der Straße belächelt werden. „Die sollen einfach nicht so faul sein", „warum essen die nicht einfach weniger", „tut Sport irgendwie weh?" – die Auswahl an geringschätzigen Kommentaren ist groß. 20 Jahre Erfahrung als Ernährungsberater und Therapeut haben mir gezeigt: Es steckt immer mehr dahinter. Krankhaft übergewichtig zu sein, schafft kein Mensch nur durch einen ausufernden Lebensstil und Faulheit. Es gibt ihn nicht, den fetten faulen Sack, der einfach nur selber schuld ist.

Was es sehr wohl gibt, sind Trends. Entwicklungen, die definitiv Anlass zur Sorge geben. Denn: Die Deutschen sind in der Tat dick geworden und Therapien, die über den üblichen Diätenwahnsinn hinausgehen sind Mangelware – außer man lässt sich den Bauch aufschneiden, um sich den Magen verkleinern zu lassen (Gute Idee? Nicht wirklich – warum erfahren Sie später in der Geschichte von Georg dem Trucker). 4,2 Millionen Deutsche haben laut einem Artikel der Ärztezeitung vom 28. April 2014 einen Body-Mass-Index von über 35 – das bedeutet schwerwiegendes, krankhaftes Übergewicht. 400 000 davon stehen vor einem ernsten Problem. Bei einem extrem hohen Körperfettanteil ist das Sterberisiko ähnlich hoch, wie bei mancher Krebserkrankung. 30 Kilo zu viel und die Mortalität (Sterberate) schießt auf das Niveau von starken Rauchern.

INFO

Der Body-Mass-Index ist mittlerweile das gängigste Mittel, um bei Menschen vermeintliches Übergewicht festzustellen. In den Erhebungen der Weltgesundheitsorganisation wird er gebraucht, um die Entwicklung von Übergewicht zu messen. Entwickelt wurde er von einem Belgier namens Adolphe Quetelet im Jahr 1832.

Was sagt der BMI aus?

Der BMI – auch Körpermassenindex genannt – ist eine Maßzahl für die Bewertung des Körpergewichts in Relation zur Körpergröße. Zur Berechnung wird dabei folgende Formel verwendet:

BMI = Gewicht in kg/(Körpergröße in m x Körpergröße in m)

In meiner Berufspraxis ist außer dem BMI auch die Fettverteilung im Körper wichtig. Gerade im Bereich von BMI-Werten zwischen 25 und 30 kommt es stark auf die Muskelmasse an. So kann es sein, dass ein durchtrainierter Boxer mit geringer Größe einen erhöhten BMI hat, obwohl er nur wenig Fettmasse mit sich herumschleppt. Sein Gewicht macht aber die Muskelmasse aus (siehe Grafik auf Seite 27). Im Großteil der Fälle stellt der BMI aber einen akzeptablen Richtwert dar.

Die Weltgesundheitsorganisation hat definiert, wann ein Mensch unter-, normal- oder übergewichtig ist (Stand 2008):

Kategorie	BMI (kg/m²)
starkes Untergewicht	< 16,00
mäßiges Untergewicht	16,0 – < 17
leichtes Untergewicht	17,0 – < 18,5
Normalgewicht	18,5 – < 25
Übergewicht	25,0 – < 30
Adipositas Grad I	30,0 – < 35
Adipositas Grad II	35,0 – < 40
Adipositas Grad III	≥ 40,0

Übergewicht & Adipositas – Infografiken II

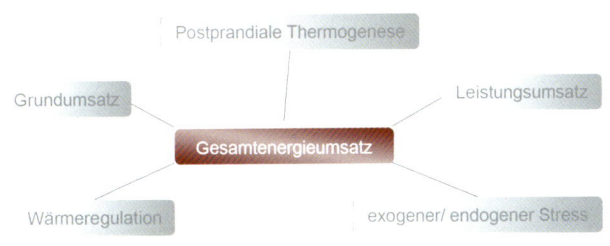

Postprandiale Thermogenese

Grundumsatz

Leistungsumsatz

Gesamtenergieumsatz

Wärmeregulation

exogener/ endogener Stress

© FET e.V.

Zusammensetzung des täglichen Gesamtenergieumsatzes

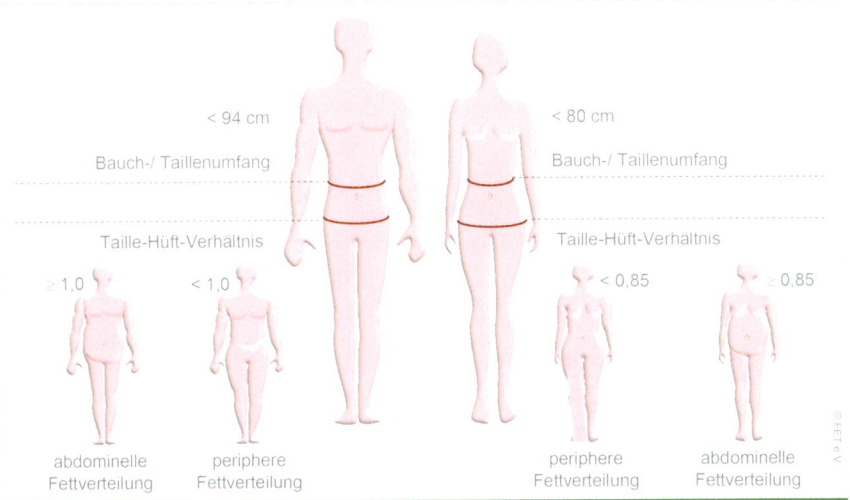

< 94 cm

Bauch-/ Taillenumfang

< 80 cm

Bauch-/ Taillenumfang

Taille-Hüft-Verhältnis

≥ 1,0

< 1,0

Taille-Hüft-Verhältnis

< 0,85

≥ 0,85

abdominelle
Fettverteilung

periphere
Fettverteilung

periphere
Fettverteilung

abdominelle
Fettverteilung

© FET e.V.

Bewertung der Fettverteilung anhand des Bauchumfangs und des Taille-Hüft-Verhältnisses

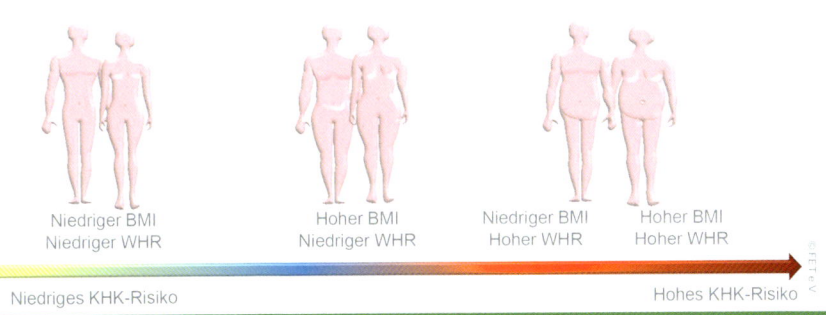

Niedriger BMI
Niedriger WHR

Hoher BMI
Niedriger WHR

Niedriger BMI
Hoher WHR

Hoher BMI
Hoher WHR

Niedriges KHK-Risiko

Hohes KHK-Risiko

© FET e.V.

Abschätzung des Risikos für Herz-Kreislauf-Erkrankungen in Abhängigkeit des BMI und des WHR

© 2013 Fachgesellschaft für Ernährungstherapie und Prävention (FET) e.V. | www.fet-ev.eu | www.facebook.com/bewusste.ernaehrung

27

Fettleibigkeit entwickelt sich zum globalen Problem: Eine aktuelle Übersichtsstudie sagt, dass mittlerweile ein Drittel der Menschheit zu dick ist – 2,1 Milliarden Menschen. 50 Prozent der Menschen kommen dabei aus zehn Ländern – Deutschland ist eines davon. Wer daran noch Zweifel hat, muss sich nur Körperwaagen im Verlauf der vergangenen 50 Jahre anschauen: In den Sechzigern lag das Maximalgewicht von gewöhnlichen Waagen bei 100 Kilogramm. In den Achtzigern wurden daraus 120, dann 150 und heute gehen die Waagen nicht selten bis zu 200 Kilogramm. Am besten fasste es wahrscheinlich die Generaldirektorin der WHO im Mai 2014 zusammen: „Ein Teil der Welt isst sich im wahrsten Sinne des Wortes zu Tode", sagte Margaret Chan bei der 67. Gesundheitsversammlung. Eine ungesunde Ernährung stelle dabei mittlerweile eine größere Gefahr als das Rauchen dar.

Die Frage lautet: Warum wird Deutschland dicker? Warum werden wir dicker? Die Leitlinien zur „Prävention und Therapie der Adipositas" einiger renommierter deutscher Institute (unter anderen die Deutsche Adipositas Gesellschaft) nennen verschiedene Gründe: Weniger körperliche Arbeit. Ein Übermaß an schnellen, schlechten Lebensmitteln. Die WHO zählt außerdem zu viel Stress, Schlafmangel und bestimmte Medikamente zu den Ursachen von krankhafter Fettleibigkeit. Weniger offensichtliche Gründe liefert die Veränderung von allgemeinen Ernährungsgewohnheiten der Deutschen. Denn: Wir machen's zu oft italienisch. Immer weniger Kartoffeln, immer mehr Pasta – noch in den 50er-Jahren war der absolute Superstar unter den deutschen Kohlenhydrat-Lieferanten die Kartoffel. Ein halbes Kilo Kartoffeln kamen damals pro Person auf den Tisch – täglich. Heute würde die gleiche Menge fast für vier Tage reichen.

Schon in den 60er-Jahren nahm der Kartoffelkonsum der Deutschen ab. „Die Kartoffel ist wenig hip", sagte einmal Thomas Els, Verbraucherforscher bei der Agrarmarkt Informations-Gesellschaft AMI in einem Artikel der Tageszeitung taz vom Juni 2012. Gründe sieht er in veränderten Kochgewohnheiten. Die Kartoffel sei einfach kein „Convenience Produkt", das sich schnell zubereiten lasse. Auch galt die Kartoffel lange Zeit als Dickmacher. Gänzlich falsch! Dick machen nur Kartoffelerzeugnisse wie Chips oder frittierte Pommes. Die Kartoffel selbst ist ein wertvoller Kohlenhydrat-Lieferant, der sehr lange satt macht.

Das „Weniger" an Kartoffelkonsum stellt ein Problem dar, denn an ihre Stelle rückt meistens Pasta, der neue König der Kohlenhydrate. Pasta gänzlich zu verteufeln, wäre falsch. Aber anschaulich wird das Problem, wenn man die beiden Produkte direkt im Hinblick auf ihre gespeicherte Energie vergleicht: 80 Gramm Nudeln enthalten so viele Kalorien wie 400 Gramm Kartoffeln. Sie können sich vorstellen, wovon der Mensch länger satt bleibt. Der Kampf Nudeln gegen Kartoffeln ist aber nur ein Mosaikstein der schwierigen Zeit, in der wir leben.

Heute kommt oft die geballte Ladung an schlechten Voraussetzungen für das Ziel Idealgewicht: Opa und Oma waren auch schon etwas kräftiger, haben aber immer sehr fett gekocht. Nach dem Krieg ein absolutes Muss, denn wer nicht weiß, was am nächsten Tag auf dem Teller landet, der schaut heute nach allem, was er kriegen kann. Mama und Papa sind dadurch auch nicht die Dünnsten geblieben, doch es wurde wenigstens noch zuhause gekocht, mit Produkten, die direkt vom Acker kamen und nicht aus Fabriken.

Unser Essverhalten sieht heute häufig anders aus: Während die eine Hälfte der Welt hungern muss, stopft sich die andere mit schlechten, mehrfach industriell verarbeiteten Lebensmitteln voll. Nur wenige in der westlichen Welt müssen sich noch Gedanken machen, was es morgen zu essen gibt. Lebensmittel sind billig, schnelles Essen ist noch billiger – Tiefkühlpizza, Dreierpack, 10 Minuten fertig, 2,50 Euro – alles gut. Heute hetzen wir von einem Termin zum nächsten und drücken uns, während wir die Unterlagen für das nächste Meeting checken, noch schnell im Auto ein Brötchen mit rund 100 Gramm Leberkäse ins Gesicht. Die negativen Auswirkungen sind so groß, dass die WHO von einer regelrechten Epidemie der Fettsucht im 21. Jahrhundert spricht. Die Termine und den Stress loszuwerden, ist oft schwierig. Allerdings bietet auch der härteste Arbeitsalltag Raum zu einer ausgewogenen Ernährung.

Aber das Wissen über ein dickes Deutschland bringt nicht viel für den Einzelfall. Wichtig ist: Es gibt zahlreiche Gründe für Übergewicht – mehr als die Hälfte mit medizinischem Hintergrund. Die meisten haben Einfluss auf unseren Gesamtenergiebedarf, also die optimale Menge an Energie, die wir jeden Tag verbrennen. Wer sein Gewicht reduzieren will, der muss wissen, warum er übergewichtig ist. In meiner Praxis bediene ich mich dabei verschiedenster Methoden.

Die Veranlagung

Es ist die Standardausrede, wenn Übergewichtige ihre Erscheinung rechtfertigen: „Patrick hör mal auf so viel in dich reinzustopfen, du bist jetzt schon viel zu dick". „Das ist Veranlagung, das hab ich so mitgekriegt". Ja, klar, der Baconcheeseburger, der gerade in Patricks Rachen verschwunden ist, hat sehr viel mit Veranlagung zu tun. Aber ist es wirklich nur eine billige Ausrede? Die Wahrheit ist: Die Häme hinter vorgehaltener Hand ist oft einfach nicht fair. Es besteht eine große Chance, dass Patrick richtig liegt. Übergewicht ist oft erblich. Das mag manchen ungerecht vorkommen. Es entspricht aber den Tatsachen. Laut Aussage verschiedener Studien liegt der Einfluss der Veranlagung bei Übergewichtigen bei bis zu 60 Prozent. Selbst hochrangige Wissenschaftler können sich bis heute nicht zu 100 Prozent erklären, warum wir die Pfunde unserer Eltern mit uns herumschleppen, es ändert aber nichts an den Tatsachen. Mehr noch: Uns ist genetisch vorbestimmt, wo das Fett hinhockt.

Ob am Bauch oder am Hintern – dagegen können wir nichts tun. Bei der Frage nach dem „Warum" hat die Forschung noch Nachholbedarf. Anschaulich werden die Auswirkungen unserer Veranlagung auf das Körpergewicht in einem Artikel von Dr. oec. troph. Sabine Schulz für den Verband für unabhängige Gesundheitsberatung. Hier heißt es: „Zwei Studien mit Adoptivkindern, die sowohl Informationen über die biologischen Eltern als auch die Adoptiveltern enthielten, zeigten übereinstimmend einen signifikanten Einfluss der biologischen Eltern auf die Körpermasse der Kinder." Ein starker Beleg dafür, dass unser Gewicht unabhängig von Umwelteinflüssen auch vom Erbgut bestimmt wird. Schulz macht aber weiterhin klar, dass sich keiner durch diese Tatsache aus der Verantwortung für seinen Körper nehmen kann: „Es sind die Umweltbedingungen, die entscheiden, ob und in welchem Ausmaß eine solche Person übergewichtig wird", erklärt die Ernährungswissenschaftlerin.

Neben unserem Lebensstil und unserem Alter wird unser Stoffwechsel vorwiegend von unserem Erbgut beeinflusst. Zum Vorteil einiger, zum Nachteil vieler: Jeder kennt im Freundeskreis diese eine Person. In unserem hieß sie Nadia. Nadia hat jeden Tag mindestens zwei Liter Zuckerwasser in sich hineingekippt und nach ihrem XXL-Truckerschnitzel mit Pommes noch eine Käsesahne vertilgt. Nadia wog damals 50 Kilo. Wie macht die das nur? – die Frage war steter Bestandteil von Gesprächen, wenn sie nicht da war. Die „macht" gar nichts. Nadia hat einfach nur Glück gehabt. Ihr Stoffwechsel arbeitet von Natur aus effizienter. Allerdings wird das nicht immer so bleiben.

Die Gegenseite kennen wiederum viele von uns: Wir essen gefühlt nichts und nehmen trotzdem zu. Neben den zahlreichen Energietretminen, die uns täglich begegnen (mehr dazu im Kapitel „Zwei Patienten, zwei Geschichten"), müssen wir auch unsere Geschichte anschauen. Die Statur unserer Eltern und Großeltern kann Aufschluss über unsere Veranlagung geben.

Dann gibt es noch den Zahn der Zeit: Ab einem bestimmten Alter muss man einfach akzeptieren, dass die Körperform sich von einem gesellschaftlichen Schönheitsideal wegbewegt. Das klingt hart, aber wenn man die Wahrheit kennt, fällt es leichter sie zu akzeptieren. Bei einer 50-jährigen Frau, 1,60 Meter groß sind 65 Kilo völlig in Ordnung.

Eine weitere unschöne Wahrheit: Nach den Wechseljahren geht das Fett an den Bauch, es grenzt an Unmöglichkeit, dieses vollständig loszuwerden. Vorher fällt das Gesicht ein und das Dekolleté. Bei den Männern geht das schon früher los. Studien haben bestätigt: Ab dem 30. Lebensjahr macht ein bedeutender Teil der Männerschaft eine steile Karriere zum Großtrommelträger. Die Gründe dafür sind noch nicht genug erforscht. Fest steht allerdings, dass es so ist.

Die nächste unbequeme Wahrheit: Unsere psychische Verfassung kann dick machen. „Stressesser", das Wort kennt jeder. Sogar die Weltgesundheitsorganisation listet psychischen Stress als einen der wichtigsten Faktoren für Übergewicht. Wenige kennen die eigentliche Tragweite. Negative Gefühle – der Anschiss im Job, der Streit mit dem Partner, das leere Konto –, Angst, Langeweile – wer denkt, dass wir nur essen, weil wir hungrig sind, der liegt falsch. Stress ist hinterhältig, Stress gaukelt unserem Gehirn vor, dass der Körper mehr Energie braucht, wenn der psychische Druck auf uns steigt. Der Stress lügt. Unser Energiebedarf bleibt gleich. Ebenso wie der Stress spielen traumatische Erlebnisse bei starkem Übergewicht häufig eine Rolle. Opfer fressen sich nach traumatischen Erlebnissen einen regelrechten Schutzpanzer an.

Dabei kommt es häufig zu einem Teufelskreis. In einem Artikel der Ärztezeitung vom Mai 2015 lautet das Ergebnis einer Studie: „Stark fettleibige Menschen sind oft Vorurteilen und Diskriminierung ausgesetzt – etwa doppelt so häufig wie andere Übergewichtige". „Die

Ergebnisse beweisen, dass die Diskriminierung wegen Fettleibigkeit und ihre negativen Folgen höchst relevante Probleme in der Gesellschaft sind", erklärte die Hauptautorin der Studie eines Forscherteams der Universität Leipzig, Jenny Spahlholz, der Deutschen Presseagentur. Denn es sind gerade diese negativen Erfahrungen, die Menschen in die Chipstüte greifen lassen, oder die Familienpizza nur für sich selbst bestellen.

Zu den psychologischen Aspekten unseres Übergewichts zählt aber auch manches, was uns unsere Eltern von Kindesbeinen an antrainiert haben. „Iss deinen Teller auf", der Satz hat sich bei den meisten von uns ins Gedächtnis gebrannt. Aber gilt das auch bei einem XXL-Truckerschnitzel mit großer Pommes? Nein, wenn der eigene Körper sagt: „Ich bin satt." Dann hat der eigene Körper recht. Schade um die 30 frittierten Kartoffelstäbchen, aber ihr Körper wird es Ihnen danken. Sie und Ihre Kinder dürfen also getrost Ihren Teller auch des Öfteren nicht aufessen.

INFO

Die Rolle von Schlaf: Wer abnehmen will muss schlafen. Untersuchungen haben gezeigt, dass durch zu wenig Schlaf der Leptinspiegel sinkt. Leptin wird im Fettgewebe in Abhängigkeit von der Fettzellgröße und der Fettmasse produziert und hemmt im Gehirn die Nahrungsaufnahme. Untersuchungen bei Frauen lieferten spannende Ergebnisse. Zwei Frauen machen beim Abnehmen alles gleich. Die eine schläft aber sieben Stunden, die andere fünf Stunden. Bei der Gewichtsreduktion gab es bei der Untersuchung gravierende Unterschiede: Die Frau, die das gesunde Maß von sieben Stunden in der Nacht schlief, hat 2,4 Kilogramm mehr abgenommen.

Das Rauchen

Es ist leider wahr. Mit dem Rauchen aufzuhören hat Einfluss auf unser Gewicht. Aber an dieser Stelle sei deutlich gesagt: Erstens, der Einfluss hält sich in Grenzen, und zweitens, der Schaden, den das Rauchen anrichtet im Körper ist um ein Vielfaches höher wie ein paar Kilo Übergewicht. Um in die gleiche Krebsrisiko-Kategorie wie starke Raucher zu kommen, müssten wir uns vornweg 30 Kilo anfuttern. Trotzdem ist es leider oft bei jungen Frauen so, dass sie Angst davor haben, dicker zu werden, wenn sie mit dem Rauchen aufhören. Diese Angst ist unbegründet, wenn man weiß, wie man richtig mit der Entwöhnung umgeht und was dahinter steckt.

Starke Raucher kaufen sich mit der Vergiftung ihres Körpers einen um 200 Kalorien erhöhten Grundumsatz. Das heißt der Körper muss nach dem Aufhören auf 200 Kalorien täglich verzichten, wie es die Deutsche Gesellschaft für Ernährung in ihren Leitlinien festhält. Das sind umgerechnet etwa 40 Gramm Schokolade pro Tag. Zusätzlich kompensieren viele entwöhnte Raucher ihre früheren Zigarettenpausen mit kleinen Snacks. Diese Faktoren zusammengenommen führen zur Gewichtszunahme. Ersetzt man aber die kleinen Snacks durch Kaugummis, oder zuckerfreie Lutscher und treibt dank freier Lungen etwas mehr Sport, kann man der Gewichtszunahme relativ einfach vorbeugen.

Übergewicht durch Krankheit oder Medikamente

Was wir täglich zu uns nehmen, hat einen immensen Einfluss auf beinahe jeden Aspekt unserer Gesundheit – so viel ist klar. Doch es geht auch anders herum: Wir werden nicht nur krank, weil wir dick sind. Wir werden auch dick, weil wir krank sind.

Schilddrüsenunterfunktion, psychische Leiden in Verbindung mit Medikamenten und Diabetes. Die Jahre als Ernährungsberater schärfen den Blick für die verschiedenen Leiden von Menschen mit Übergewicht. Auffallend ist dabei: Im heutigen Fließbandgesundheitssystem wird die Ernährung allzu oft außen vor gelassen. Beispielsweise werden Patienten mit Diabetes Typ 2 oft ohne den nötigen Test, wie einer Ernährungsabfrage, Medikamente verordnet. Wenn ein 55-jähriger Mann zwei Liter Apfelsaft am Tag trinkt, hat das selbstverständlich Einfluss auf seinen Blutzuckerwert. Der Mann braucht dann keine Medikamente. Er muss an seiner Ernährung und seinem Trinkverhalten etwas ändern. Bei Medikamenten ist es oft auch das Kortison, das das Bauchfett erhöht. Betablocker reduzieren den Stoffwechsel. Migränemittel können mehr Appetit erzeugen – die Palette ist lang.

Silvia war auch eine Patientin von mir. Sie hatte schwer zu kämpfen: Zwischen ihrem 36. und 38. Lebensjahr litt sie unter schweren Depressionen, die medikamentös behandelt wurden. Das Problem: Viele Antidepressiva fördern die Gewichtszunahme, was wiederum zu Depressionen führen kann – ein Teufelskreis.

Das Erste was Silvia und ich gemeinsam gemacht haben, war eine detaillierte Analyse ihres Essverhaltens. Dabei haben wir zwei Problempunkte festgestellt: Sie isst sehr viel Schokolade. Sie sagt das braucht sie. In Anbetracht ihrer Vergangenheit habe ich ihr sofort geglaubt. Es ergibt also keinen Sinn, bei Silvia die Standardempfehlung „Iss weniger Süßes" auf den Tisch zu packen.

Wir stellten zusammen einen Ernährungsplan auf, der auf ihre persönlichen Bedürfnisse einging. Die Schokolade blieb. Dafür verzichtete sie auf die Limonade. Außerdem musste ihr belegtes Brot ohne Butter auskommen. Wir isolierten die kleinen Dickmacher in Silvias Leben und boten dafür Alternativen an. Doch abends, wenn die Kinder im Bett waren, da hat Silvia noch etwas gebraucht: Ihre Schokolade. Das war kein Problem, weil die restliche Bilanz gestimmt hatte. Ohne dieses Zugeständnis hat Silvia bei früheren Diäten nicht lange durchgehalten. Jetzt funktionierte die Gewichtsreduktion.

Die Ergebnisse waren bemerkenswert: In einem dreiviertel Jahr nahm Silvia runde zehn Kilogramm ab. Wir schafften es gemeinsam ihren Langzeitzuckerwert zu senken – trotz Schokolade. Sogar der Arzt war beeindruckt. Mittlerweile macht sie Sport, was auch laut ihres Therapeuten der Psyche wahnsinnig gut tat.

Jedes Medikament, das wir zu uns nehmen, beeinflusst unseren Körper. Viele Auswirkungen stehen nicht auf dem Beipackzettel.

Ein weiteres Beispiel ist die Antibabypille. Manche Präparate erzeugen ein massiv verstärktes Hungergefühl, auf das man nur reagieren kann, wenn man dessen Ursache kennt.

INFO

Viszeralfett ist jenes Fett, das sich im Innern der Bauchhöhle findet und die vitalen Organe im Rumpf (Bauchbereich) umgibt. Die Forschung hat erwiesen, dass sich im Laufe des Älterwerdens auch bei gleichbleibendem Gewicht und Körperfett die Verteilung des Fetts verändert und es wahrscheinlicher wird, dass dieses zum Rumpf verlagert wird, besonders mit Einsetzen der Menopause. Vor allem Männer merken das beim Kampf gegen ihren Bauch ab dem 30. Lebensjahr. Sicherzustellen, dass der Anteil von Viszeralfett im gesunden Bereich liegt, kann dazu beitragen, die Risiken für bestimmte Erkrankungen, wie Herzkrankheit, Bluthochdruck und das Einsetzen von Typ-2-Diabetes zu senken.

Die Geschichte von Silvia unterstreicht einen Punkt: Unser Übergewicht gibt es nur einmal. Unser Übergewicht hat einzigartige Gründe, die sich aus verschiedenen Faktoren ergeben (siehe Grafik Seite 38). Genau deswegen sind bei der Gewichtskontrolle allgemeine Empfehlungen, wie sie von vielen Diätratgebern propagiert werden, schwierig. Natürlich kann man abnehmen, wenn man nur noch jeden Tag Gemüse isst und eine Stunde joggen geht. Keine Frage. Aber niemand wird das durchhalten. Es geht also darum durch gezielte Eingriffe, vor dem Hintergrund einer ausgiebigen Analyse das Verhalten so zu ändern, dass man auf Dauer sein Gewicht optimiert. Dazu muss man sich aber erst einmal kennen. Denn wer sich selbst kennt, der kann auch auf Dauer etwas ändern.

Übergewicht & Adipositas – Ursachen und Folgeerkrankungen

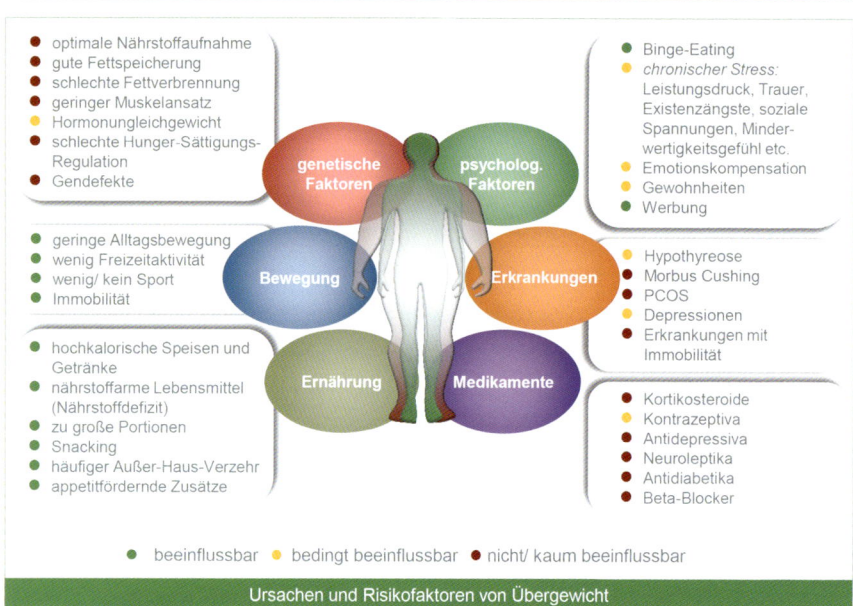

- optimale Nährstoffaufnahme
- gute Fettspeicherung
- schlechte Fettverbrennung
- geringer Muskelansatz
- Hormonungleichgewicht
- schlechte Hunger-Sättigungs-Regulation
- Gendefekte

genetische Faktoren

psycholog. Faktoren

- Binge-Eating
- *chronischer Stress:* Leistungsdruck, Trauer, Existenzängste, soziale Spannungen, Minderwertigkeitsgefühl etc.
- Emotionskompensation
- Gewohnheiten
- Werbung

- geringe Alltagsbewegung
- wenig Freizeitaktivität
- wenig/ kein Sport
- Immobilität

Bewegung

Erkrankungen

- Hypothyreose
- Morbus Cushing
- PCOS
- Depressionen
- Erkrankungen mit Immobilität

- hochkalorische Speisen und Getränke
- nährstoffarme Lebensmittel (Nährstoffdefizit)
- zu große Portionen
- Snacking
- häufiger Außer-Haus-Verzehr
- appetitfördernde Zusätze

Ernährung

Medikamente

- Kortikosteroide
- Kontrazeptiva
- Antidepressiva
- Neuroleptika
- Antidiabetika
- Beta-Blocker

● beeinflussbar ● bedingt beeinflussbar ● nicht/ kaum beeinflussbar

Ursachen und Risikofaktoren von Übergewicht

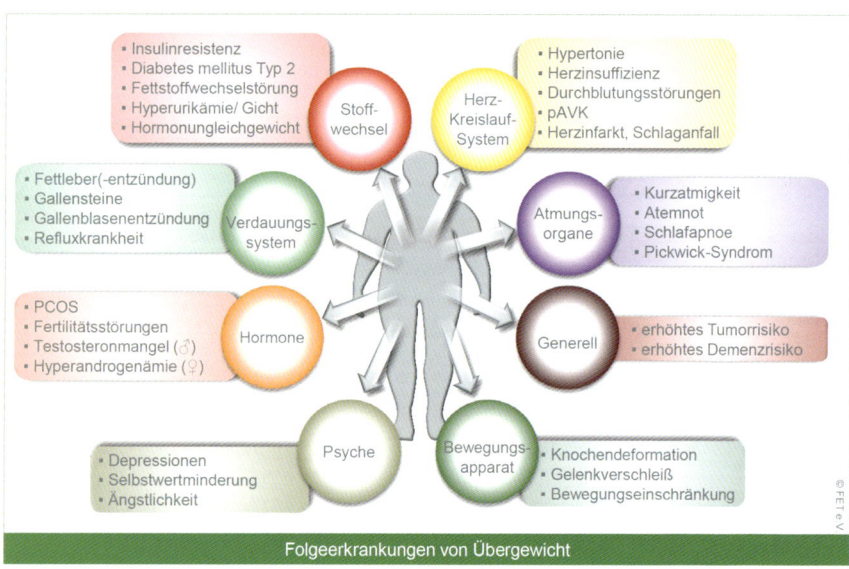

- Insulinresistenz
- Diabetes mellitus Typ 2
- Fettstoffwechselstörung
- Hyperurikämie/ Gicht
- Hormonungleichgewicht

Stoffwechsel

Herz-Kreislauf-System

- Hypertonie
- Herzinsuffizienz
- Durchblutungsstörungen
- pAVK
- Herzinfarkt, Schlaganfall

- Fettleber(-entzündung)
- Gallensteine
- Gallenblasenentzündung
- Refluxkrankheit

Verdauungssystem

Atmungsorgane

- Kurzatmigkeit
- Atemnot
- Schlafapnoe
- Pickwick-Syndrom

- PCOS
- Fertilitätsstörungen
- Testosteronmangel (♂)
- Hyperandrogenämie (♀)

Hormone

Generell

- erhöhtes Tumorrisiko
- erhöhtes Demenzrisiko

- Depressionen
- Selbstwertminderung
- Ängstlichkeit

Psyche

Bewegungsapparat

- Knochendeformation
- Gelenkverschleiß
- Bewegungseinschränkung

© FET e.V.

Folgeerkrankungen von Übergewicht

© 2013 Fachgesellschaft für Ernährungstherapie und Prävention (FET) e.V. | www.fet-ev.eu | www.facebook.com/bewusste.ernaehrung

Unser Energiebedarf, oder –
„Wie groß darf das täglich Brot sein?"

Sie wissen jetzt, ob Sie überhaupt zu dick sind und warum Sie zu dick sind. Jetzt werfen wir einen Blick auf den Alltag, darauf, was Sie täglich zu sich nehmen, und darauf, was Sie täglich zu sich nehmen sollten. Denn ein nicht zu knapper Teil meiner Arbeit als Ernährungsberater dreht sich um die Feststellung eines ziemlich sperrigen Ausdrucks, hinter dem weit mehr steckt als die 2000 Kalorien, die auf jeder Burgerverpackung zu finden sind. Es geht um Ihren Gesamtenergiebedarf. Die Menge an Energie, die Sie täglich zu sich nehmen sollten.

Die empfohlenen 2000 Kalorien pro Tag auf der Burgerverpackung sind nur Schall und Rauch. Unser eigentlicher Energiebedarf setzt sich aus einer Reihe von Einflussfaktoren zusammen, aus denen Sie sich selbst zusammenbasteln können, was die sinnvollste Energiemenge für den eigenen Körper ist. Das hört sich komplizierter an als es ist. Es hat auch nur wenig mit dem klassischen Kalorienzählen zu tun. Bei einer bewussten Ernährung werden Sie mit der Zeit feststellen, dass Sie ein sehr gutes Gefühl für Ihren eigenen Körper entwickeln, wenn Sie erst einmal wissen, was die optimale Energiemenge für Sie täglich ist.

Oft unterschätzt: Die Unterschiede dieser Energiemenge sind beträchtlich. Genau deswegen greifen Pauschallösungen wie „Iss am Tag so und so viel von jenem, und du wirst so und so viel abnehmen" nicht. Deutlich wird das, wenn wir uns eine weitere Patientin von mir anschauen. Eine 55-jährige Dame mit Schilddrüsenunterfunktion, die jeden Tag etwa zehn Stunden vor dem Computer sitzt. Wenn sie drei belegte Brötchen mit Butter und Käse oder Wurst isst, würde das für den Tag fast reichen. Bei einigen älteren Frauen geht der tägliche Gesamtenergiebedarf nicht über 1700 Kalorien hinaus. Das heißt im Umkehrschluss, dass unter Umständen der Tagesbedarf an Energie schon mit zwei Mahlzeiten gedeckt sein kann.

Das krasse Gegenbeispiel ist Thomas. Er ist der Sohn einer meiner Patientinnen. Thomas will eigentlich im Fitnessstudio Muskeln aufbauen und kommt trotz Eiweißshakes und fleißigem Ackern an den Maschinen einfach nicht weiter. Problem ist: Er hat einen höheren Energiebedarf. Bei so viel Sport kommt er mit 2000 Kalorien nicht weit, es bleibt nicht mehr genug Energie, um Muskeln aufzubauen. Als er angefangen hat 3500 bis 4000 Kalorien zu sich zu nehmen, klappte es dann auch mit dem Muskelaufbau.

Wie wichtig es ist, den eigenen Körper und seinen täglichen Gesamtenergiebedarf zu kennen macht folgendes Beispiel klar:

Katrin war 39 als sie zu mir kam. Eine sympathische Frau, Lehrerin, verheiratet. Das erste Treffen war vor einigen Jahren, ein wunderschöner Herbsttag, doch Katrin war etwas verzweifelt. Aus scheinbar unerklärlichen Gründen nahm sie zu – neun Kilo in zwölf Monaten. „Es kann nicht an der Ernährung liegen", hat sie damals immer gesagt. Tatsächlich: Sie aß viel Obst, wenig Kohlenhydrate und auch die Bewegung kam bei ihr nicht zu kurz. Sie hatte zwar das Rauchen aufgehört, aber anstatt eine Raucherpause zu machen, aß Sie höchstens eine Banane oder anderes Obst, das Sie sich ins Lehrerzimmer mitgenommen hatte. Es gab wenig daran auszusetzen, nichts was die neun Kilo rechtfertigen würde. Ich war damals kurz davor ihr zuzustimmen: Es muss etwas Medizinisches sein. Eine Frage hatte ich noch: „Trinken Sie ab und an Alkohol?" Die Antwort, die sie mir gab bekomme ich häufig von Patienten: „Ja, aber nicht viel. Ab und zu mal ein Viertele" (Für Nichtschwaben unter Ihnen: Ein Viertele sind 0,25 Liter Wein). Diese Antwort hat mich aufhorchen lassen. Mit ein wenig sensiblem Nachbohren waren wir ziemlich schnell bei einem Viertele pro Tag. Die Sitzung ging zu Ende.

Nur ein paar Tage später erreichte mich eine E-Mail. Im Betreff: „Schock". Der Inhalt: brisant. In der Nachricht von Katrin S. fand ich nur den Scan eines Einkaufszettels. Eine Position war darauf umkringelt. Zwölf Flaschen Trollinger – im Monat. Es war das letzte Puzzleteil, das zur Erklärung der Gewichtszunahme von Katrin fehlte. Als wir ein weiteres Mal über ihre Lebensweise sprachen, stellte sich heraus, dass Katrin und ihr Mann gemeinsam mit dem Rauchen aufgehört hatten. Die kleinen Pausen auf dem Balkon – sie fielen aus. Dafür machte man jetzt Pause auf dem Sofa mit einem Glas Wein in der Hand. Doppelt so viel wie früher. Der Ehemann blieb von dieser Umstellung gleichfalls nicht verschont. 14 Kilo Gewichtszunahme blieben bei ihm unterm Strich übrig. Aber so viel Gewicht wegen nur einem Glas Wein zusätzlich am Tag?

Ja. Genau deswegen ist es wichtig, seinen eigenen Gesamtenergiebedarf zu kennen. Das Viertele von Katrin waren etwa 200 Kalorien zu viel am Tag. Eigentlich nicht viel. Die Auswirkungen waren beträchtlich.

Es steht zu Recht die Frage im Raum: Wie finde ich meinen Gesamtenergiebedarf heraus? Um das festzustellen, brauchen wir eine einfache Rechnung:

Grundumsatz + Leistungsumsatz = Gesamtenergiebedarf

Als Berechnungsgrundlage für den Grundumsatz dienen die von der Weltgesundheitsorganisation veröffentlichten Formeln. Der Leistungsumsatz wurde mit Hilfe der sogenannten PAL-Werte –

dem „Physical Activity Level" ermittelt. Die Kennzahlen geben einfach Auskunft darüber, wie viel sich ein Mensch am Tag bewegt und geben eine grobe Einschätzung, wie viele Kalorien dabei verbrannt werden.

Für Männer ergibt sich daraus die Formel:

Grundumsatz [Kalorien pro Tag] = 66,46 + (13,75 × Körpergewicht [kg]) + (5 × Körpergröße [cm]) – (6,76 × Alter [Jahre])

Für Frauen ergibt sich analog:

Grundumsatz [Kalorien pro Tag] = 655,1 + (9,6 × Körpergewicht [kg]) + (1,85 × Körpergröße [cm]) – (4,68 × Alter [Jahre])

Für die Berechnung des Energiebedarfs muss also der Grundumsatz mit dem jeweiligen PAL-Wert multipliziert werden. Schauen Sie in der folgenden Tabelle nach, welcher PAL-Wert für Sie zutrifft.

INFO

Zur Berechnung des Grundumsatzes eines Menschen existieren etwa 200 verschiedene Formeln. Unsere Berechnung arbeitet mit der sogenannten Harris-Benedict-Formel (1919). Sie ist relativ einfach und liefert ausreichend präzise Ergebnisse. Die Tabelle auf Seite 46 nutzt hingegen die Müller-Formel (2004). Sie ist etwas präziser, aber auch schwerer zu berechnen. Eine der neuesten Entwicklungen in der Berechnung des Grundumsatzes ist die Valentini-Formel. Sie verbindet beide verwendeten Formeln. Entwickelt wurde sie von der Professorin Luzia Valentini, die an der Berliner Charité arbeitet.

PAL-Faktor bei verschiedenen Tätigkeiten

PAL-Faktor	Tätigkeit	Beispiele
0,95	schlafen	–
1,2	nur sitzend oder liegend	alte, gebrechliche Menschen
1,4-1,5	fast ausschließlich sitzend, wenig Freizeitaktivitäten	Schreibtischtätigkeit
1,6-1,7	Überwiegend sitzend, mit zusätzlichen stehenden/gehenden Tätigkeiten	Kraftfahrer, Studenten, Laboranten
1,8-1,9	Überwiegend stehenden/gehenden Tätigkeiten	Verkäufer/innen, Kellner, Handwerker, Hausfrau/Hausmann
2,0-2,4	körperlich anstrengende berufliche Tätigkeit	Bergleute, Landwirte, Waldarbeiter, Hochleistungssportler

Bei Schwangeren (ab dem vierten Monat) und Stillenden wurde zusätzlich zu dem normalen Energiebedarf eine pauschale Energiemenge von 255 Kalorien (Schwangere) beziehungsweise 635 kcal (Stillende) addiert.

43

Das hört sich nun kompliziert an, ist aber relativ einfach auszurechnen. Hier zwei Beispielrechnungen:

Zuerst die Dame: Sie ist 35 Jahre alt, wiegt 68 Kilogramm, 1,63 Meter groß und ist als Bürokauffrau tätig. Laut unserer Formel ergibt sich somit folgende Rechnung:

$$655,1 + (9,6 \times 68) + (1,85 \times 163) - (4,68 \times 35) = 1445,65$$

Das Ergebnis beschreibt den Grundumsatz der Frau pro Tag, um den Gesamtenergiebedarf zu ermitteln, wird der Wert mit ihrem zugehörigen PAL-Wert multipliziert. Bei einer Bürokauffrau liegt dieser etwa bei 1,4. Der Gesamtenergiebedarf unserer Kandidatin liegt also bei:

$$1445,65 \times 1,4 = 2023,91 \text{ Kalorien}$$

Würde sie jeden Tag genau diesen Wert an Kalorien zu sich nehmen, würde die Frau weder zu- noch abnehmen. Will sie an Gewicht verlieren, muss sie schauen, dass sie unter dem Wert bleibt.

Kommen wir zu unserem männlichen Kandidaten: Er ist 1,83 Meter groß, 60 Jahre alt und wiegt 102 Kilogramm. Außerdem ist er als Handwerker tätig. Laut Formel ergeben sich folgende Werte:

$$66,47 + (13,75 \times 102) + (5 \times 183) - (6,76 \times 60) = 1978,37$$

Multipliziert mit seinem PAL-Wert ergibt sich ein Gesamtenergie-bedarf von:

1978,37 x 1,8 = 3561,06 Kalorien pro Tag

Zu sehen ist hier auch wie der Energiebedarf mit voranschreitendem Alter kleiner wird (siehe Tabelle Seite 46). Wäre der Mann zehn Jahre älter, sein Grundumsatz fiele um etwa 70 Kalorien geringer aus. Zu beachten ist, dass Krankheiten und Medikamente Einfluss auf diese Berechnung haben können (siehe Grafik auf Seite 38). Also wie viel dürfen Sie zu sich nehmen jeden Tag? Rechnen Sie es aus!

Jetzt wissen Sie, was Sie an Energie jeden Tag zu sich nehmen dür-fen. Um ihr Gewicht dauerhaft zu kontrollieren, wäre das eigentlich schon genug. Rein physikalisch ist es völlig egal, in welcher Form Sie die Energie zu sich nehmen. In der Theorie können Sie jeden Tag 350 Gramm Schokolade essen und würden nicht zunehmen. Es spielt auch keine Rolle, ob Sie nach 18 Uhr noch Kohlenhydrate essen, wie viele Diäten es behaupten. Zwei meiner Seminarteilnehmer – beide Banker – wollten die Theorie ausprobieren. Alles, was sie gemacht haben, war Excel-Dokumente anzulegen, in denen sie genau doku-mentierten, was sie an Energie zu sich nehmen. Von den Werten ha-ben Sie einfach rigoros 20 Prozent abgezogen, „friss nicht die Hälfte, sondern 80 Prozent" quasi. Sie hatten Erfolg: Nach ein paar Monaten nahmen beide merklich ab. Fazit: Am Ende muss die Bilanz stimmen.

Natürlich wollen Sie aber nicht nur ihr Gewicht kontrollieren, son-dern Ihre Lebensqualität steigern, indem Sie sich gesünder ernäh-ren. Mit einer derart einseitigen Ernährung würden Sie zwar nicht dicker werden, aber schon bald treten Mangelerscheinungen auf.

Energie

Richtwerte für die durchschnittliche Energiezufuhr bei Personen unterschiedlichen Alters in Abhängigkeit vom Ruheenergieumsatz und der körperlichen Aktivität (PAL-Werte; PAL = physical activity level; Maß für die körperliche Aktivität). Bei Abweichungen vom Normbereich, insbesondere bei Übergewicht und bei geringer körperlicher Aktivität, sind individuelle Anpassungen der Richtwerte notwendig. Entscheidender Kontrollparameter ist das aktuelle Körpergewicht.

Alter	Richtwerte für die Energiezufuhr in kcal/Tag					
	PAL-Wert 1,4		PAL-Wert 1,6		PAL-Wert 1,8	
	m	w	m	w	m	w
Kinder und Jugendliche						
1 bis unter 4 Jahre	1200	1100	1300	1200	—	—
4 bis unter 7 Jahre	1400	1300	1600	1500	1800	1700
7 bis unter 10 Jahre	1700	1500	1900	1800	2100	2000
10 bis unter 13 Jahre	1900	1700	2200	2000	2400	2200
13 bis unter 15 Jahre	2300	1900	2600	2200	2900	2500
15 bis unter 19 Jahre	2600	2000	3000	2300	3400	2600
Erwachsene						
19 bis unter 25 Jahre	2400	1900	2800	2200	3100	2500
25 bis unter 51 Jahre	2300	1800	2700	2100	3000	2400
51 bis unter 65 Jahre	2200	1700	2500	2000	2800	2200
65 Jahre und älter	2100	1700	2500	1800	2800	2100

Schwangere: Richtwerte für die zusätzliche Energiezufuhr für Schwangere im 2. Trimester +250 kcal/Tag und im 3. Trimester +500 kcal/Tag. Diese Angaben gelten nur bei Normalgewicht vor der Schwangerschaft, bei einer wünschenswerten Gewichtsentwicklung während der Schwangerschaft (Körpergewichtszunahme von 12 kg bis Ende der Schwangerschaft) und bei unverminderter körperlicher Aktivität.

Stillende: Richtwert für die zusätzliche Energiezufuhr für Stillende bei ausschließlichem Stillen während der ersten 4 bis 6 Monate +500 kcal/Tag.

Quelle: Deutsche Gesellschaft für Ernährung e.V.

46

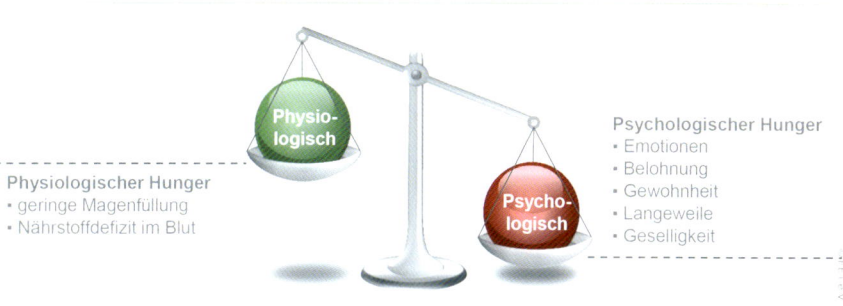

Physiologischer Hunger
- geringe Magenfüllung
- Nährstoffdefizit im Blut

Physiologischer Hunger

Psychologischer Hunger
- Emotionen
- Belohnung
- Gewohnheit
- Langeweile
- Geselligkeit

Psychologischer Hunger

Ursachen für eine vermehrte Nahrungsaufnahme

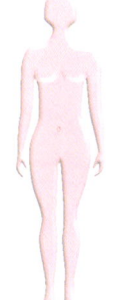

Frau

40 Jahre
Größe: 1,70 m
Gewicht: 65 kg

Leichte Arbeit
(sitzend mit wenig Freizeitaktivität)
z.B. Büroangestellte

GU:	1.450 kcal
LU:	650 kcal
Gesamt:	2.100 kcal

Mittlere Arbeit
(zeitweise gehend und stehend)
z.B. Laborantin, Studentin

GU:	1.450 kcal
LU:	940 kcal
Gesamt:	2.390 kcal

Schwere Arbeit
(überwiegend gehend und stehend)
z.B. Verkäuferin, Kellnerin

GU:	1.450 kcal
LU:	1.230 kcal
Gesamt:	2.680 kcal

Mann

40 Jahre
Größe: 1,80 m
Gewicht: 75 kg

Leichte Arbeit
(sitzend mit wenig Freizeitaktivität)
z.B. Büroangestellter

GU:	1.730 kcal
LU:	780 kcal
Gesamt:	2.510 kcal

Mittlere Arbeit
(zeitweise gehend und stehend)
z.B. Kraftfahrer, Student

GU:	1.730 kcal
LU:	1.120 kcal
Gesamt:	2.850 kcal

Schwere Arbeit
(überwiegend gehend und stehend)
z.B. Handwerker, KFZ-Mechaniker

GU:	1.730 kcal
LU:	1.470 kcal
Gesamt:	3.200 kcal

Täglicher Energieverbrauch bei Mann und Frau in Abhängigkeit der Tätigkeit

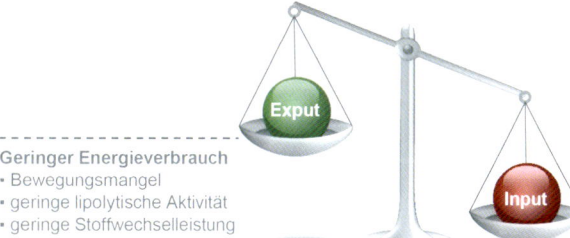

Geringer Energieverbrauch
- Bewegungsmangel
- geringe lipolytische Aktivität
- geringe Stoffwechselleistung
- geringer Muskelansatz

Hohe Energiezufuhr
- hochkalorische Lebensmittel
- übermäßige Nahrungs-
  aufnahme

Gute Nahrungsverwertung
- gute intestinale
  Nährstoffaufnahme
- Verwertung bakterieller
  Spaltprodukte
- hohe lipogenetische Aktivität

Ursachen einer positiven Energiebilanz

Umstände ändern sich, Ihr Grundumsatz auch

Wichtig zu wissen ist auch, dass unser Gesamtenergiebedarf keine starre Größe ist. Vor allem Veränderungen in unserer Lebensweise haben oft große Auswirkungen auf die täglich verwertete Energie. Kara – eine weitere Patientin von mir – machte sich Sorgen um ihren Sohn, der kürzlich ein Studium begonnen hat. Innerhalb kürzester Zeit hat der junge Mann merklich zugenommen. Der 28-Jährige hatte ein Problem, dem sich viele Hobbysportler stellen müssen, wenn die äußeren Umstände keine Zeit mehr lassen, für zwei- oder dreimal Training die Woche. Problem Nummer 1 ist offensichtlich: Weniger Sport heißt, weniger Energie verbrennen. Problem Nummer 2: Es wird nicht nur weniger Energie verbrannt, der Körper braucht auch weniger Energie durch die verlorene Muskulatur. Sagen wir unser Hobbysportler hat jeden Tag 3500 Kalorien gemampft – keine Seltenheit bei regelmäßigem Sport. Doch wegen des Studiums blieb ihm keine Zeit mehr für Training. Das heißt durchschnittlich braucht der Körper pro Tag merklich weniger Kalorien, gleichzeitig wird Muskelmasse abgebaut. Die Muskeln sind aber der Ofen, der unsere Energie verbrennt. Das heißt wir brauchen weniger Holz, wenn der Ofen kleiner wird, also unsere Muskelmasse abnimmt. Auch wenn Sie in dieses Buch nur kurz reinschauen sollten, merken Sie sich Folgendes: Ein Kilo Muskelmasse verbrennt jeden Tag 50 bis 60 Kalorien, einfach so, ohne, dass sie etwas dafür tun müssen. Das klingt beim ersten Hören nach nicht wirklich viel. Aber wir wissen: Auf Dauer können auch geringe Unterschiede im täglichen Energieumsatz einiges bewirken. Denken Sie an das Glas Wein. Deswegen empfehle ich zur Unterstützung der Gewichtsreduktion eher ein durchdachtes Krafttraining als die Leute jeden Tag mit Gewalt auf die Joggingstrecke zu schicken (siehe Kapitel „Energieverbrennung: Bewegung mit Sinn").

Im Umkehrschluss heißt das für unseren 28-jährigen Fußballer, dass das fehlende Muskeltraining durch das Fußballspielen zum

Muskelabbau führt und schon allein deswegen, weniger Energie verbrannt wird. Er isst jetzt zwar etwas weniger als früher, bleibt aber trotzdem 200 Kalorien am Tag über seinem Gesamtenergiebedarf. Mehr als das Weinglas von Katrin – mehr als neun Kilo Gewichtszunahme im Jahr.

Unser Körper passt sich den äußeren Gegebenheiten an. Wenn er weniger Energie bekommt, dann braucht er mit der Zeit auch weniger Energie. Diesem Umstand ist es geschuldet, dass keine Diät, die mit weniger als 1000 Kalorien am Tag arbeitet, auch nur den geringsten Sinn ergibt. Der Effekt verkehrt sich in kürzester Zeit ins Gegenteil. Der Körper bekommt über einen kurzen Zeitraum sehr viel weniger Energie. Das Schlimme daran: Ihr Körper, dieser undankbare Schuft, merkt das. Er stellt sich darauf ein. Der Grundumsatz fährt nach unten, Sie benötigen weniger Energie. Dann wird wieder normal gegessen, aber mit einem geringeren Grundumsatz. Der Gesamtenergiebedarf wird überschritten und wir nehmen deutlich schneller zu, als vor dem Fasten. Der kurze Abnehmerfolg – er bleibt ein Mythos, denn der Jo-Jo Effekt ist Realität.

Wir halten fest: Unser täglicher Bedarf an Energie hängt von zwei Stellschrauben ab (siehe Grafik Seite 50). An beiden können wir drehen. Die Energie, die wir zu uns nehmen und die Energie, die wir täglich verbrennen. Wenn wir beides kennen, wissen wir auch, wie viel wir jeden Tag zu uns nehmen dürfen, um nicht zuzunehmen, oder im Bedarfsfall abzunehmen. So weit so einfach. Doch dieses Wissen über uns selbst bringt uns bis jetzt wenig. Es steht immer noch die Frage im Raum: Wie? Was muss ich zu mir nehmen, um ohne permanentes Hungergefühl meinen Energiebedarf nicht zu überschreiten? Und wie schaffe ich es, bei einer 40-Stunden-Woche noch Sport zu machen, der mir dabei hilft, mein Idealgewicht zu erreichen, ohne, dass ich jeden Tag für eine Stunde rennen muss?

Grundlagen für eine langfristige Gewichtsreduktion

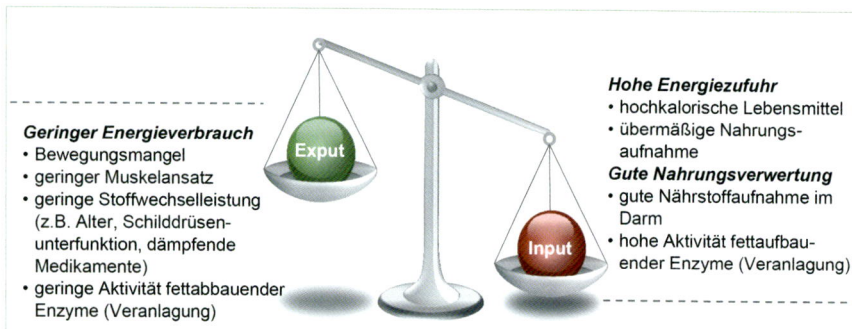

Geringer Energieverbrauch
- Bewegungsmangel
- geringer Muskelansatz
- geringe Stoffwechselleistung (z.B. Alter, Schilddrüsenunterfunktion, dämpfende Medikamente)
- geringe Aktivität fettabbauender Enzyme (Veranlagung)

Hohe Energiezufuhr
- hochkalorische Lebensmittel
- übermäßige Nahrungsaufnahme

Gute Nahrungsverwertung
- gute Nährstoffaufnahme im Darm
- hohe Aktivität fettaufbauender Enzyme (Veranlagung)

Ursache von Übergewicht: Positive Energiebilanz

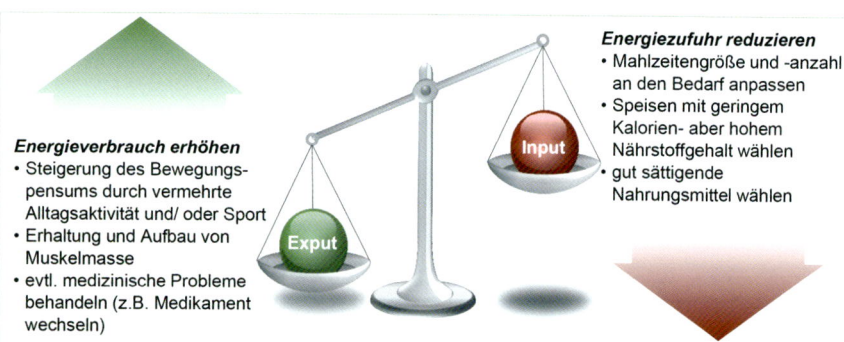

Energieverbrauch erhöhen
- Steigerung des Bewegungspensums durch vermehrte Alltagsaktivität und/ oder Sport
- Erhaltung und Aufbau von Muskelmasse
- evtl. medizinische Probleme behandeln (z.B. Medikament wechseln)

Energiezufuhr reduzieren
- Mahlzeitengröße und -anzahl an den Bedarf anpassen
- Speisen mit geringem Kalorien- aber hohem Nährstoffgehalt wählen
- gut sättigende Nahrungsmittel wählen

Abbau von Übergewicht: Negative Energiebilanz

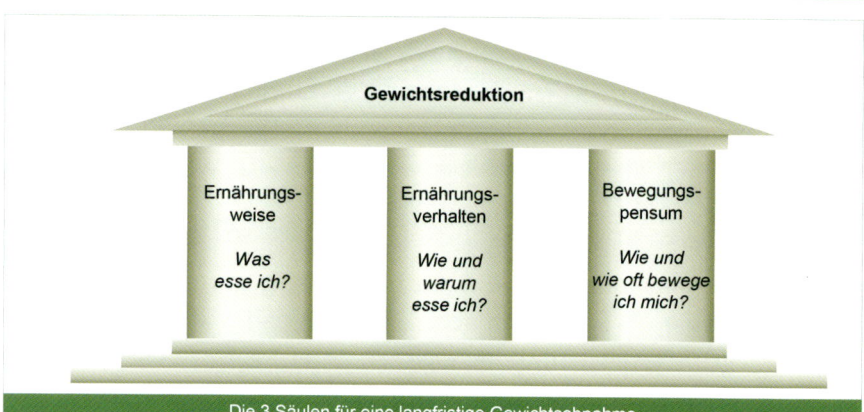

Die 3 Säulen für eine langfristige Gewichtsabnahme

16 Mal 200 Kalorien

Eines der Probleme, das ich immer wieder bei verschiedenen Patienten feststelle: Die Vorstellung, wie viel Energie in unserer Nahrung steckt, ist nicht leicht. Keiner will sich Energieangaben auf Verpackungen anschauen, um diese dann noch in Relation zu anderen Lebensmitteln zu setzen. Dabei kann der Vergleich wirklich spannend sein. Erstaunlich finde ich beispielsweise, dass etwas mehr als 22 Gramm Olivenöl die gleiche Energiemenge tragen, wie mehr als ein halbes Kilogramm Brokkoli. Olivenöl hat also fast 26-mal mehr Energie wie der Brokkoli. Damit die Einordnung für Sie etwas leichter fällt, sind im Folgenden verschiedene Lebensmittel abgelichtet. Auf jedem Teller liegen exakt 200 Kalorien. Die Unterschiede in der Menge sind beträchtlich.

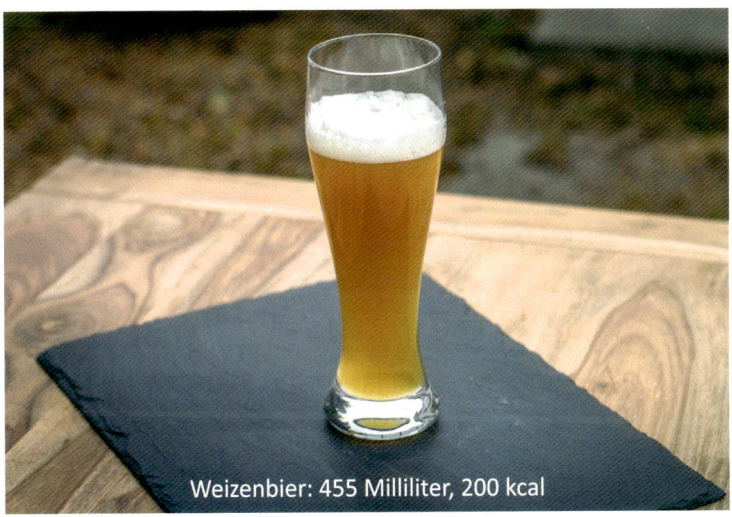

Weizenbier: 455 Milliliter, 200 kcal

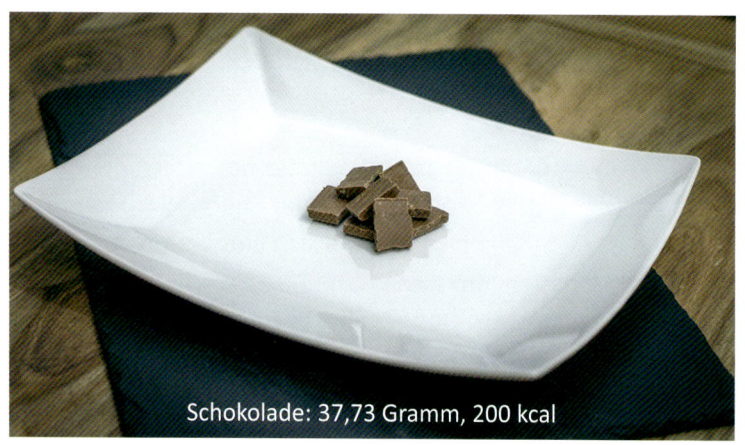

Schokolade: 37,73 Gramm, 200 kcal

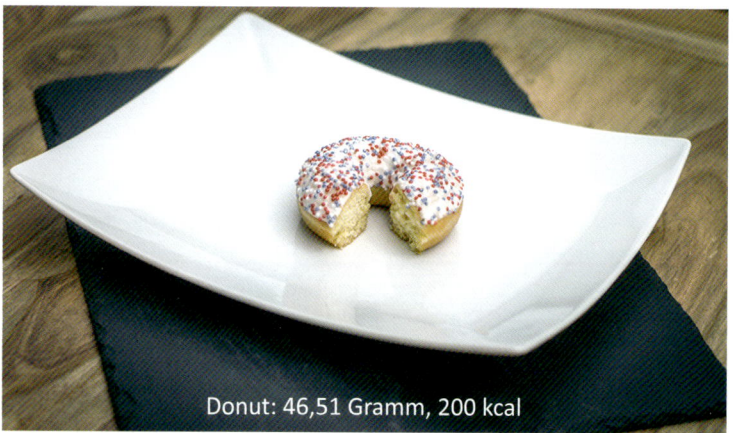

Donut: 46,51 Gramm, 200 kcal

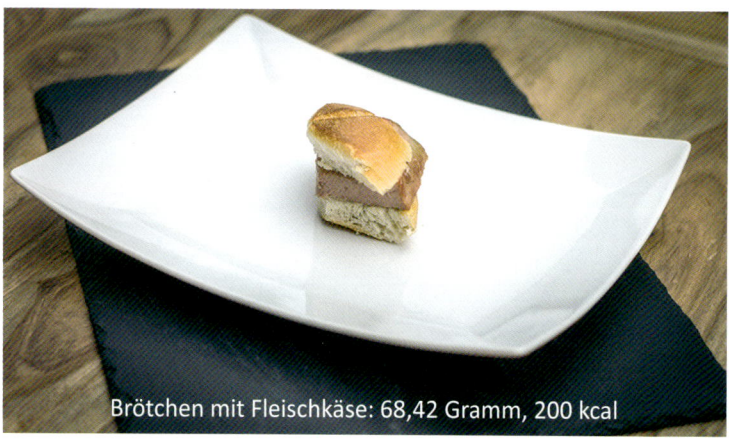

Brötchen mit Fleischkäse: 68,42 Gramm, 200 kcal

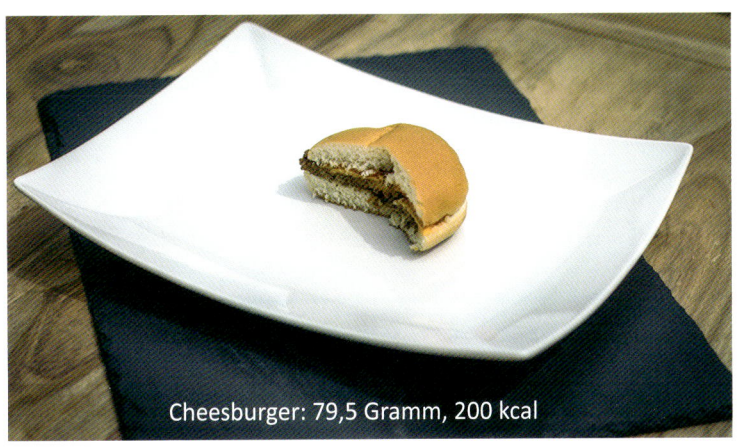

Cheesburger: 79,5 Gramm, 200 kcal

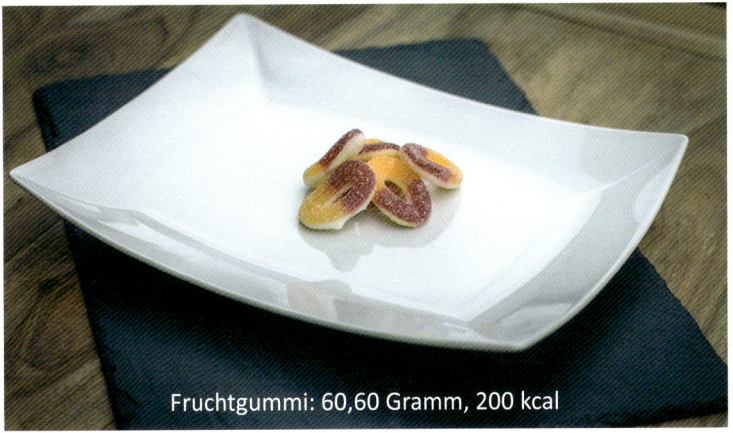

Fruchtgummi: 60,60 Gramm, 200 kcal

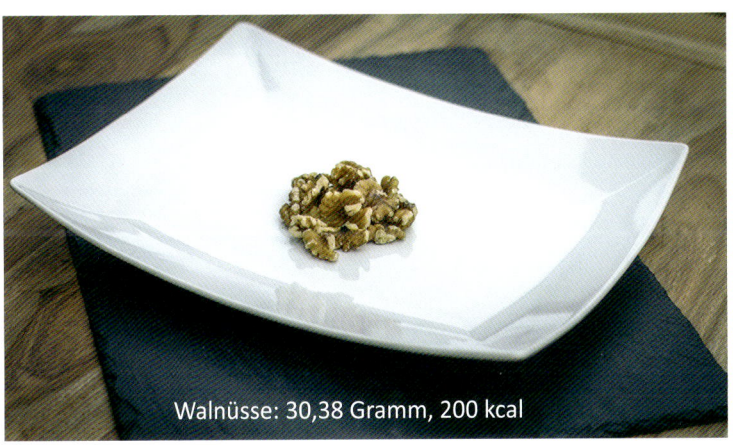

Walnüsse: 30,38 Gramm, 200 kcal

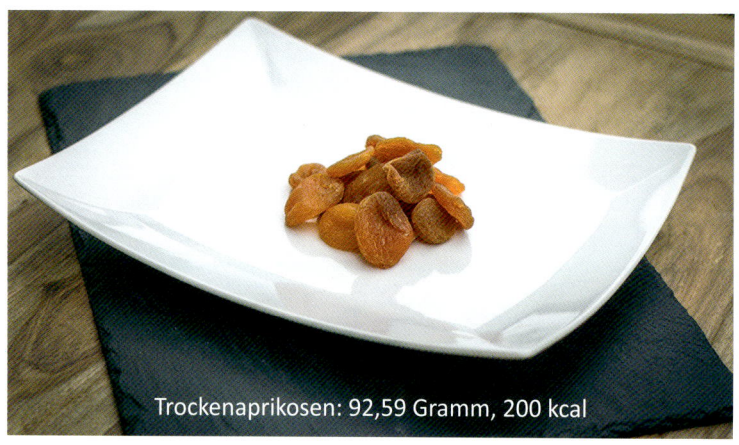

Trockenaprikosen: 92,59 Gramm, 200 kcal

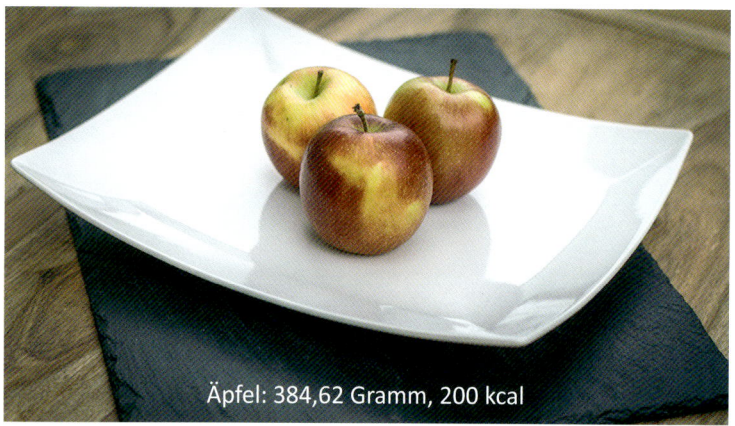

Äpfel: 384,62 Gramm, 200 kcal

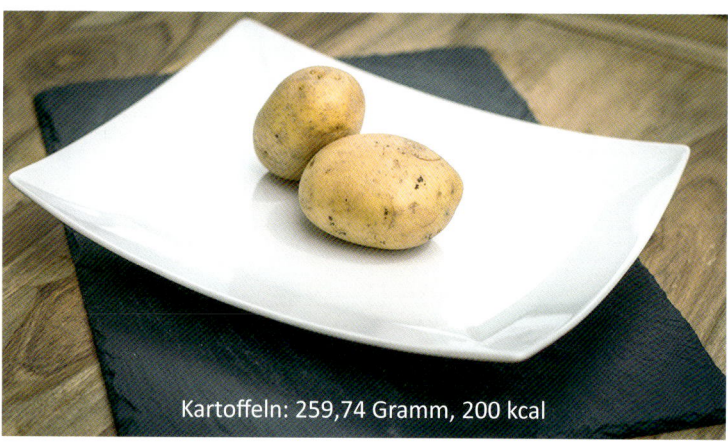

Kartoffeln: 259,74 Gramm, 200 kcal

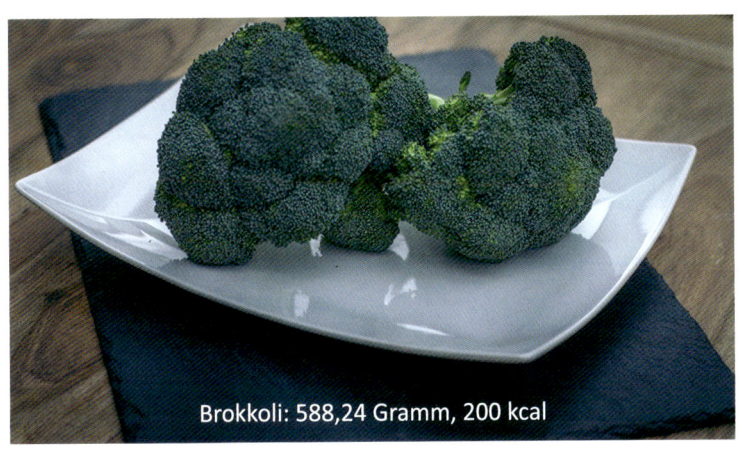

Brokkoli: 588,24 Gramm, 200 kcal

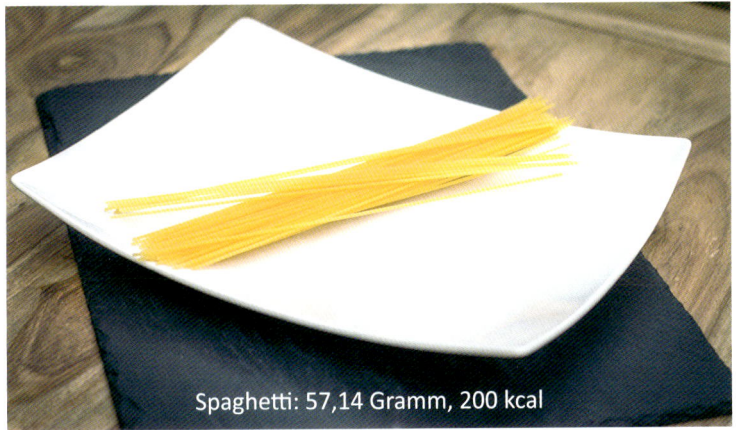

Spaghetti: 57,14 Gramm, 200 kcal

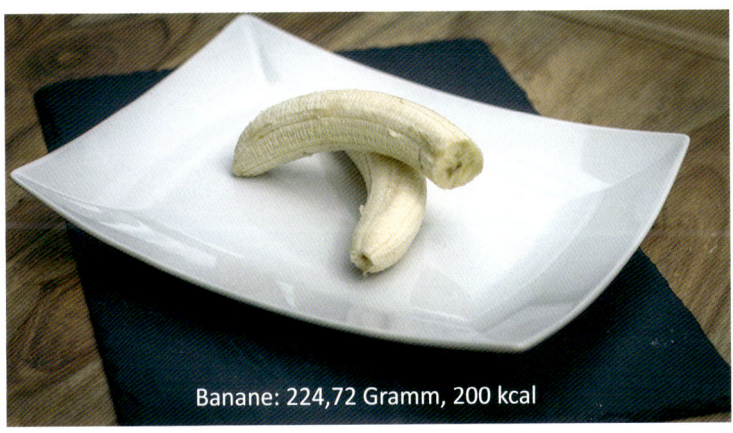

Banane: 224,72 Gramm, 200 kcal

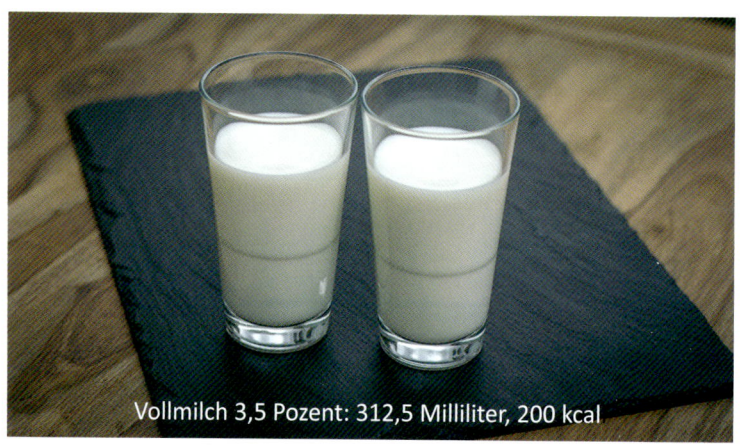

Vollmilch 3,5 Pozent: 312,5 Milliliter, 200 kcal

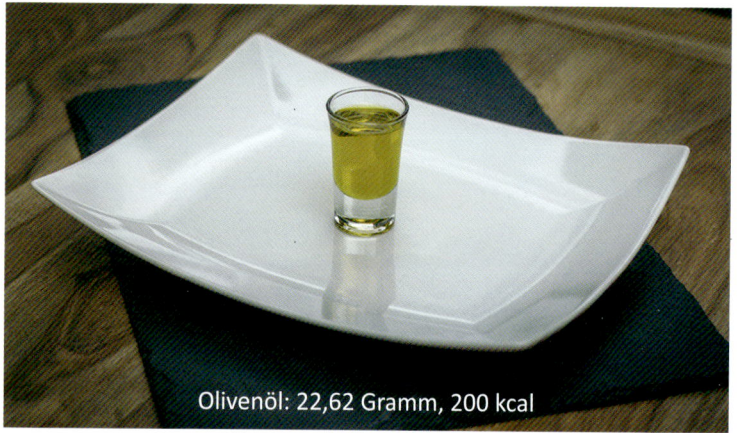

Olivenöl: 22,62 Gramm, 200 kcal

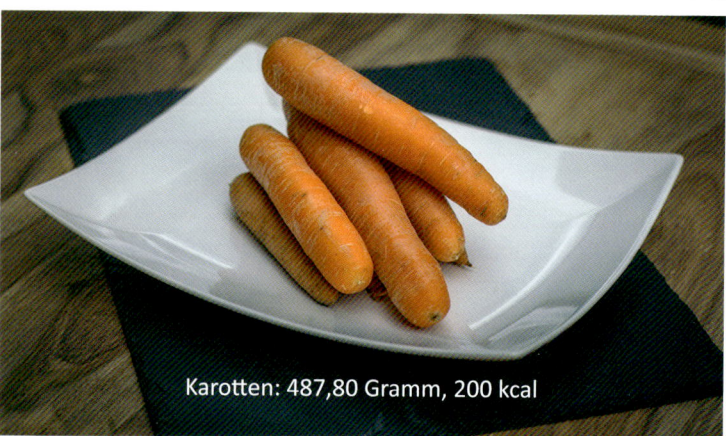

Karotten: 487,80 Gramm, 200 kcal

Zwei Patienten, zwei Geschichten

Es kommt also sehr wohl darauf an, womit wir unseren Energiebedarf decken. Dabei heißt Ernährungstherapeut sein, manchmal auch Detektiv sein. Wir erinnern uns an unsere Weinliebhaberin: Ein Glas Wein am Tag und innerhalb von zwölf Monaten nahm die Gute neun Kilo zu. Für Sie war es das Glas Wein zu viel. Für mich und meine 141 Kilo waren es damals bis zu vier Liter Spezi am Tag. Die Frage: Was ist es bei Ihnen?

Oft sind es Kleinigkeiten – unscheinbare Gemeinheiten, die sich in unseren Alltag eingeschlichen haben. Problematisch dabei: Unsere Supermärkte sind überschwemmt davon. „Mit dem Besten aus der Milch", „jetzt mit weniger Fett", „ersetzt zwei Portionen Obst". In meiner Arbeit gebe ich tagelange Seminare, die ausschließlich mit den Lügen und Trugbildern der Werbeindustrie zu tun haben. In zahlreichen Produktionen für den Öffentlich Rechtlichen Rundfunk konnten wir einigen auf den Grund gehen.

Die Verkaufszahlen der Nahrungsmittelkonzerne geben aber trotz medialer Aufklärungsarbeit Anlass zur Sorge: Weite Teile der Bevölkerung versuchen sich durch „Light-Produkte" und bunte „Wundermittel" wie Smoothies aus einer gesunden Ernährung herauszukaufen, während echte Energiebomben – die klassische Fruchtmilch als Beispiel – auf dem täglichen Speiseplan stehen. Aber dieser Umstand hat auch eine positive Seite: Für Sie heißt das, dass man mit kleinen Eingriffen in die tägliche Ernährung schon merklich etwas bewirken kann.

Um Ihnen den Weg zum Idealgewicht zu veranschaulichen, will ich Ihnen zwei Personen vorstellen. Zwei Menschen, deren Alltag dem vieler meiner Patienten ähnelt. Beide sind übergewichtig. Beide haben schon etliche Diäten ausprobiert. Beide haben wieder zugenommen. Doch für beide Typen gibt es Hilfe – mag ihr Alltag noch so stressig sein. Die beiden vereinen die häufigsten Probleme und Situationen, die mir in meinen 20 Jahren im Beruf als Ernährungsberater begegnet sind.

Ich möchte Ihnen Georg vorstellen. Georg ist Trucker, ein Mann der Straße mit Leib und Seele. Da ich schon des Öfteren für ein Truckermagazin geschrieben habe, waren schon sehr viele Fernfahrer bei mir in der Praxis. Bei den Truckern haben wir es mit einer Berufsgruppe zu tun, die denkbar schlechte Voraussetzungen für eine gesunde Lebensweise hat: Quasi 24 Stunden am Tag im Sitzen oder Liegen. Keine Zeit für Bewegung, ein Leben auf Parkplätzen an der Autobahn, irgendwo zwischen Raststätten und Lagerhallen. Es gibt wenig Beständigkeit, keine Gelegenheit zum Kochen. Bei genauerer Betrachtung ist der Job dem eines Managers, oder Bürohengstes nicht ganz unähnlich: Georg ist einfach immer auf Achse. Genau wie der Versicherungskaufmann, der Unternehmer oder auch der Arbeiter, der unter wechselnden Umständen zwischen Nachtschichtfrühstück und Kantinenessen pendelt.

Etwas anders sieht die Situation bei Petra aus: Die 40-Jährige arbeitete als Unternehmensberaterin und ist dabei, wieder in den Beruf einzusteigen. Sie muss zusätzlich zu ihrem Gatten noch drei hungrige Mäuler zuhause stopfen. Steffen (7) und Clara (13) und Lisa (3). Steffen und Clara gehen in die gleiche Schule. Petra hat in den vergangenen sechs Jahren ein stark ausgeprägtes Bauchfett entwickelt. Sie treibt fast keinen Sport mehr. Keine Zeit – der Haushalt mit drei Kindern ist ein Vollzeit-Job. Um endlich wieder in ihre Lieblingsjeans zu passen, hat Petra schon alles Erdenkliche ausprobiert: Kohlenhydratreduktionsdiäten, Atkins, praktisch jede Empfehlung, die für sie Sinn ergab. Vieles hat ein bisschen funktioniert. Aber ihr Grundproblem ist sie nicht losgeworden: Petra hat bei einer Körpergröße von 1,61 Meter mit 82 Kilogramm etwa zwanzig Kilo zu viel auf den Rippen – Adipositas Grad 1.

Sie ist allerdings nicht nur mit ihrem Aussehen unglücklich, sondern schlägt sich mit diversen Lebensmittelunverträglichkeiten herum. Außerdem ist sie Typ 2 Diabetikerin und nimmt ein Antidiabetikum in Tablettenform. Für ihren Bluthochdruck braucht sie jeden Tag ACE-Hemmer. Und das obwohl sie eigentlich auf die Ernährung von sich und ihrer Familie achtet – das sagt zumindest der Test, den sie neulich bei ihrem Arzt für einige hundert Euro gemacht hat. Ab und zu trifft sie sich noch mit einigen Freundinnen zum Nordic Walking.

Wie ich es in jeder Beratung und auch hier in den ersten Kapiteln des Buches beschrieben habe: Am Anfang auf dem Weg zum Idealgewicht steht immer der schonungslose Blick auf sich selbst und die eigene Lebensweise. Es gilt herauszufinden, welche Faktoren beim Übergewicht von Georg und Petra eine Rolle spielen. Wie viel Übergewicht haben die beiden? Warum sind sie übergewichtig, wie gefährlich ist ihr Übergewicht? Im zweiten Schritt gilt es die versteckten Dickmacher zu identifizieren, die sich in den Alltag der beiden eingeschlichen haben. Es folgt die Frage: Was will man erreichen? Hierbei ist wichtig, sich ein genau definiertes Ziel zu stecken (Siehe Kapitel: „Energieverbrennung: Bewegung mit Sinn"). Der letzte und wichtigste Schritt für die Gewichtsoptimierung: der Plan. Alle Diäten pauschal zu verurteilen, wäre falsch, denn viele von ihnen haben einen entscheidenden Vorteil: Sie strukturieren unser Essverhalten, sie zwingen uns regelmäßig darüber nachzudenken, was wir zu uns nehmen – ein kleiner Specht in unserem Hinterkopf, der uns regelmäßig fragt: Muss es denn wirklich wieder die Currywurst sein? An der Stelle kommen wir zum größten Problem nahezu aller bekannten Diäten, mögen sie ernährungsphysiologisch noch so sinnvoll sein: Sie gehen nicht auf die Person direkt ein. Im schlimmsten Fall mit verheerenden Folgen. Es gibt keine Pauschallösungen. So verschieden die Gründe für das Übergewicht meiner Patienten sind, so individuell müssen auch die Lösungen sein, um dagegen anzugehen. Deswegen braucht es bei Georg und

Petra, genau wie bei Ihnen einen Plan, der konkret auf die Person und ihre Umstände eingeht.

Wie wichtig das sein kann, zeigt die Geschichte von Silvia aus dem Kapitel „Warum sind wir zu dick?". Sie hatte lange zu kämpfen mit schweren Depressionen. Wegen Psychopharmaka und falscher Ernährung war sie übergewichtig. Außerdem liebte sie Schokolade. „Ich brauche das", sagte sie in den Sitzungen immer. Nahezu jede bekannte Diät hätte ihr geraten: Lass die Schokolade weg (außer vielleicht die Schokoladendiät, die aber wirklich nicht viel mehr ist, als ein Marketinginstrument). Aufgrund ihrer Erkrankung wäre das Weglassen der Schokolade und die folgende Unzufriedenheit kontraproduktiv gewesen. Das ständige Gefühl des Verzichts zerhaut auf Dauer jeden Ernährungsplan. Silvia brauchte die Schokolade, also haben wir gemeinsam einen Plan entworfen, der zwar einige der Energietretminen aus ihrem Alltag genommen hat, aber die Schokolade blieb. Das hat funktioniert.

Werfen wir also einen Blick auf unsere zwei Kandidaten:

Petra: 40 Jahre alt, BMI von mehr als 31 – Adipositas Grad 1. Petra hat einen Grundumsatz von etwa 1400 Kalorien, da sie sich wenig bewegt liegt ihr Gesamtenergiebedarf etwa bei 1900 Kalorien pro Tag. Petra nimmt Medikamente. Sie hat seitdem sie 30 wurde und nach der Geburt von Clara und Steffen, 15 Kilogramm zugenommen. Manchmal schaut sie etwas wehmütig auf ihre alten Bilder, auf denen sie noch auf Lanzarote ihren violetten Bikini tragen konnte. Heute hat sie fast 20 Kilo zu viel auf den Rippen. Besonders am Bauch und an den Oberschenkeln hat sich Fett angesetzt. Dabei wollte sie schon früh etwas dagegen tun: Nachdem Steffen zur Welt kam hatte sie zum ersten Mal probiert abzunehmen. Der Trend kam aus Amerika. Low-Fat-Diät – einfach weniger Fettes essen, dann nimmt man automatisch ab.

Fett macht Fett, ist dabei die Theorie. Doch diese Diätform funktioniert nur bei Personen, die in der Tat etwa 100 Gramm Fett in Form von Streichfett wie Butter oder Wurst, Käse und Frittiertem pro Tag verzehren. Durch eine massive und rigide Reduktion von Fett wird die Gesamtkalorienmenge des Tages gesenkt. Somit wird über den Diätzeitraum das Gewicht reduziert. Bei dieser Diätform kommt es jedoch über kurz oder lang zu einer großen Frustration. Fett ist Geschmacksträger und leistet einen bedeutenden Beitrag, damit wir unser Essen genießen. Fehlt in jeder Menükomponente ein großer Fettanteil, macht das Essen keinen Spaß. Der Diätwillige fällt in alte Essgewohnheiten zurück. So war das auch bei Petra: Nachdem sie einige Wochen auf Butter, Pommes und Leberwurstbrote verzichtet hat, ging ihr Gewicht runter. Aber der Preis dafür war: Der Haussegen hing des Öfteren schief. Essen bedeutet Lebensqualität. Muss man immer mit rigidem Verzicht leben, schlägt das aufs Gemüt und man wirkt wie die Schwaben sagen permanent „grätig". Also hat Petra wieder angefangen normal zu essen. Die Folge: Jo-Jo Effekt (siehe Grafik auf Seite 64).

Low-Fat hat nicht funktioniert. Petra versucht es mit einem der weitverbreitetsten Diätgrundsätze: Einer Low-Carb-Diät. Bei Kohlenhydratreduktionsdiäten wie beispielsweise der GLYX-Diät, LOGI-Diät oder „Schlank im Schlaf" werden Kohlenhydrate wie Brot, Teigwaren, Kartoffeln, Zucker in allen Formen und Obst reduziert oder teilweise gemieden. Die Reduktion der Kohlenhydrate soll bei den meisten Low-Carb-Diäten eine bessere Fettverbrennung bewirken. Wissenschaftlich sind diese Thesen sehr umstritten. Insbesondere Frauen haben bei der Reduktion der Kohlenhydrate mit einer schlechten Konzentration und Niedergeschlagenheit zu kämpfen. Forscher der Tulane University in New Orleans fanden zwar heraus, dass Low-Carb-Diäten eine bessere Wirkung als Fettreduktionsdiäten erzielen, jedoch liegt ihr Problem woanders. In einem Interview auf Spiegel Online aus dem Jahr 2014 sagte der Arzt und wissenschaftliche Mitarbeiter am Institut für Trainingswissenschaften und Sportinformatik an der Sporthochschule Köln, Markus de Marées, einmal: „Low Carb macht aggressiv je nach Veranlagung". Der andauernde Verzicht lässt anfangs motivierte Abnehmer sehr schnell einknicken. Für Männer besteht außerdem durch den hohen Anteil an Eiweiß die Gefahr von Gichtanfällen.

Bei allen Low-Carb-Diäten gibt es im Prinzip einfache Grundregeln, die immer einer Reduktion der Tagesenergie nachkommt. Wäre Petra beispielsweise Fluglotsin, ich würde ihr dringend davon abraten eine Low-Carb-Diät zu machen, weil sie die Konzentrationsfähigkeit negativ beeinflusst.

Des Weiteren sind schmelzende Pfunde bei geregeltem Nahrungsfett, kaum Kohlenhydraten, viel Gemüse und in erster Linie sättigenden Eiweißprodukten die logische Konsequenz jeder Low-Carb-Diät. Nicht auszumalen, wie gut die Gewichtsreduktion verläuft, wenn ein wenig aktiver Mensch wie Petra ein bisschen regelmäßiger Sport treibt als alle zwei Wochen die halbe Stunde Nordic-Walking für das schlechte Gewissen.

Petra hat es ausprobiert und Erfolg gehabt – acht Kilo in nur zwei Monaten. Aber dann: Schrittweise ging sie wieder über zu ihren alten Gewohnheiten. Ein Jahr später war der Erfolg dahin. Petra hatte ihr Gewicht von 81 Kilogramm wieder erreicht. So geht es geschätzten 80 Prozent meiner Patienten, die es mit einer strengen Low-Carb-Diät probieren.

Wie erwähnt: Zu wenig Kohlenhydrate schlagen auf's Gemüt, noch schwerer als bei der Fettreduktion. Sie machen schlichtweg auf Dauer unzufrieden. Auch die strikte Anzahl der Mahlzeiten sorgt nicht gerade für gute Stimmung, wenn die beste Freundin zum spontanen Kaffee- und Kuchenessen einlädt. Dabei ist es zwar nicht egal, wie oft wir am Tag essen, aber es wird oft überschätzt, wie groß der Einfluss auf unser Gewicht ist. Die drei Mahlzeiten am Tag wären natürlich gut. Es fehlt aber der Raum für Spontanität. Fünf

Stunden ohne irgendetwas zu essen sind auch für mich oft unzumutbar. Auf Dauer halten es die wenigsten durch.

Hätte sich Petra die Ergebnisse einer Studie kanadischer Wissenschaftler angeschaut, hätte sie wahrscheinlich keine einzige der Diäten angefangen. Das Forscherteam um Dr. Renée Atallah von der Universität in Montreal hat vier populäre Diäten unter die Lupe genommen – untersucht wurden Atkins-, Zone-, Weight-Watchers- und South-Beach-Diät. Die Ergebnisse waren „niederschmetternd", wie die Ärztezeitung in ihrer Ausgabe vom November 2014 schreibt. Spätestens nach zwei Jahren waren die anfänglichen Erfolge dahin. Nicht verwunderlich: Größtes Problem war, dass sich niemand an Diätpläne hält, die auf andauernden Verzicht ausgelegt sind.

Petra hat auch nicht durchgehalten. Also was bleibt dann noch? Wie kann Petra es schaffen, ihr Gewicht zu reduzieren und vielleicht sogar ihre Krankheiten in den Griff zu bekommen, ohne den unausweichlichen Frust, den der Verzicht von Genussnahrung nach sich zieht? An der Stelle sind wir wieder bei der Detektivarbeit angekommen. Schauen wir uns also eine klassische Woche von Petra und ihrer Familie an:

6.30 Uhr, Wecker klingelt. Die ersten Minuten des Tages sind für Petra etwas schwierig. Der Sprit auf dem ihr Motor läuft, heißt Kaffee. Kurz ins Bad, dann an die Maschine. Erste Tasse, mit Milch und Zucker, dann fängt die Mutter dreier Kinder erst wirklich an, zu leben. Kurzes Frühstück mit den Kindern. Wenn es schnell gehen muss, bleibt schon mal etwas auf dem Teller der zwei Rabauken liegen. Die Reste vom Marmeladenbrötchen steckt sich Petra fast schon unwissentlich in den Mund.

Was ist ein realistischer Gewichtsverlust?

Erfolg ist	
Keine weitere Gewichtszunahme.	**1 kg Fettgewebe** **=** **7.000 kcal**

Um 1 kg Fettgewebe in einer Woche zu verlieren

Keine weitere Gewichtszunahme.

Gewichtsverlust von 0,5 - 1 kg pro Woche.

Halten des erreichten Gewichts über einen längeren Zeitraum.

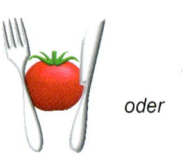 *oder* 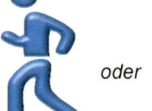 *oder*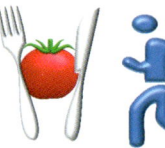

-1.000 kcal am Tag aufnehmen   **+1.000 kcal** am Tag verbrauchen   **-500 kcal** am Tag aufnehmen   **+500 kcal** am Tag verbrauchen

Erfolg der Gewichtsreduktion realistisch einschätzen

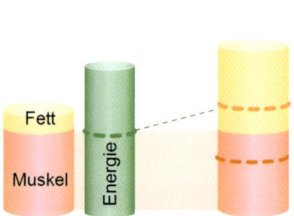

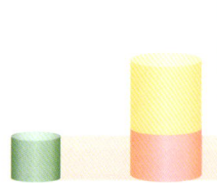

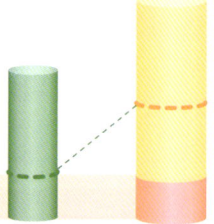

Durch hochkalorische Kost und wenig Bewegung entsteht ein Energieüberschuss, der zu Übergewicht führt.

Durch eiweißarme Diäten (Crashdiäten, Hungern, Kalorienzählen) reduziert sich vor allem die Muskelmasse.

Bei Rückkehr zu alten Essgewohnheiten ist der Energieüberschuss noch höher als vor der Gewichtsreduktion.

Oberstes Ziel: Erhaltung und Aufbau von Muskelmasse durch genügend Eiweiß

Jojo-Effekt

© 2013 Fachgesellschaft für Ernährungstherapie und Prävention (FET) e.V. | www.fet-ev.eu | www.facebook.com/bewusste.ernaehrung

Hollywood-Mütter schwören darauf. Abnehmen mit Schwangerschaftshormonen. Das Wundermittel heißt HCG – humanes Choriongonadotropin. Das Hormon produziert die Plazenta während der Schwangerschaft. Im Körper sorgt es dafür, dass die Plazenta im Fall von Unterernährung mit ausreichend Energie versorgt und geschützt wird. Zur Gewichtsreduktion wird das Hormon bereits seit den 50er-Jahren eingesetzt. Die Diät ist hart: Über Wochen wird täglich das Hormon gespritzt, oder in anderer Form eingenommen. Gleichzeitig wird die Energiezufuhr radikal reduziert – 500 Kalorien am Tag. Praktisch alles was Spaß macht, ist verboten. Nach acht Wochen sollen dann sieben Kilogramm weniger auf der Waage stehen. Kein Wunder bei einer derart radikalen Mangelernährung. Das Hormon soll angeblich den Hunger unterdrücken und die schlechte Stimmung durch zu wenig Nahrung aufhellen. Es ist verwunderlich, dass die Diät immer wieder eine Renaissance erfährt, obwohl regelmäßig renommierte Wissenschaftler und Institutionen die Behandlung als Humbug geißeln. Dr. Martin Hofmeister, Ernährungswissenschaftler bei der Verbraucherzentrale in Bayern, ist einer von ihnen. In einem Artikel der Apothekenumschau aus dem Jahr 2014 erklärte er: „Es gibt keinen medizinischen Beweis dafür, dass das Schwangerschaftshormon Abnehmen unterstützt." Der Kritik ging eine Warnung der amerikanischen „Food and Drug Administration" aus dem Jahr 2011 voraus: „Menschen, die sich einer derart restriktiven Diät unterziehen, setzen sich einem erhöhten Risiko für Nebenwirkungen aus. Diese beinhalten die Bildung von Gallensteinen, die Störung des Elektrolyte-Haushaltes, der die Funktion der Muskeln und Nerven aufrecht erhält, und Unregelmäßigkeiten im Herzrhythmus", heißt es von Seiten der Experten. Darum gilt für die HCG-Diät, was auch für alle anderen Wunderdiäten gilt: Sie taugen ausschließlich dazu auf Dauer Geldbeutel und keine Bäuche zu schmälern.

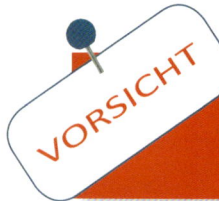

VORSICHT

1,5 Liter industriegemischte Apfelschorle pro Tag sind rund 450 Kalorien – fast eine Tafel Schokolade

Für den kleinen Vitaminschub am Morgen gibt es anstatt den sonstigen Smoothies den leckeren Apfelsaft von Schwiegervater Ernst – selbst gemostet – ganz natürlich. Die Kinder sind den ganzen Tag in der Schule. Petra arbeitet heute fünf Stunden im Büro. Damit der Kopf am Laufen bleibt, isst sie etwas Schokolade, nicht viel, nur eine viertel Tafel, dazu ihren Kaffee – ohne geht nicht. Wieder zuhause. Da die Kinder in der Schule essen, macht sich Petra nur ein paar Nudeln mit Soße warm.

INFO

Naschen vor dem Fernseher: Es gibt Alternativen zu Kartoffelchips und Gummibärchen. Oberstes Gebot: Auf die Menge achten! 250 bis 300 Kalorien sind als Snack völlig in Ordnung. Als Alternative zu Kartoffelchips sind Nüsse gut. Das „American Journal of Clinical Nutrition" stellt in seiner Ausgabe vom Juni 2014 neben den positiven Nährwerteigenschaften – viele Vitamine, Antioxidantien und Proteine – heraus, dass Nüsse helfen können, Gewicht zu reduzieren, da sie unter anderem länger satt machen als vergleichbare Snacks. Weiterhin stellt das Journal einen Zusammenhang zwischen dem vermehrten Konsum von Walnüssen und niedrigerem Diabetesrisiko her. Am besten man verzehrt Nüsse, die vorher geschält werden müssen. Weitere Snackalternativen sind getrocknete Apfelchips oder gebackene Möhren-, Pastinaken-, Kartoffelchips aus dem Ofen. Die beste Knabberei sind aber Gemüsestäbchen oder -scheiben mit Quarkdip.

Vor allem bei Geschäftsfrauen ein echter Klassiker unter den versteckten Ernährungssünden: Der Fertigsalat in der Kunststoffbox mit 100 Milliliter Dressing und einem Brötchen, dazu ein halber Liter Apfelschorle. Dressing, Brötchen und die Schorle werden oft unterschätzt. Es kommen ziemlich schnell rund 700 Kalorien zusammen, was bei Frauen oft schon fast 40 Prozent ihres Energiebedarfs ausmachen kann.

Es geht gegen Abend. Bevor es wieder laut wird, trinkt Petra noch einen Kaffee. Die Kinder kommen aus der Schule: Hausaufgaben – danach wird gevespert. Jeder isst eine Brezel oder ein Brötchen. Wurst, Käse, Gürkchen alles da. Was übrig bleibt, isst Petra wieder. So ein Stück Brezel wird keinem weh tun. Endlich Abend. Die Kurzen sind in ihren Zimmern. Für Petra kommen jetzt die wichtigsten 90 Minuten des Tages. Minuten nur für sie allein. Ein Glas Wein, noch ein bisschen Schokolade, Fernsehen, durchatmen. Zu Ende geht ein ganz normaler Tag.

Ein Mittagessen, das es in sich hat: Vorspeise ist eine Spargelcremesuppe mit 270 Kalorien, Hauptgericht sind Käsespätzle mit Butterzwiebelschmelze – 780 Kalorien. Zum Dessert gibt es Mousse au Chocolat. Eine kleine Portion sind schon 410 Kalorien. Insgesamt macht das etwa 70 Prozent des Tagesbedarfs einer 1,62 Meter großen Frau mit 75 Kilogramm.

So oder so ähnlich sehen die meisten Tage bei Petra und ihrer Familie aus. Es klingt nach nicht sonderlich viel, was Petra an diesem Tag zu sich nimmt. Kein großes Essen dabei, nur kleine Sünden. Aber beim Thema Ernährung steckt der Teufel oft im Detail. Ziehen wir also rigoros Bilanz und listen Petras Ernährungstag einmal auf.

4 Kaffee + Milch + Zucker (500 ml + 20 g Zucker)		405	kcal
700 ml Apfelsaft vom Schwiegervater	'	315	kcal
eine kleine Portion Mittagessen		400	kcal
+ Kinderreste und Aufräumarbeiten	zirka	150	kcal
Abendessen 1 Brötchen + Butter + Belag		350	kcal
+ Kinderreste und Aufräumarbeiten	zirka	150	kcal
¼ Wein + ½ Tafel Schokolade		500	kcal
Gesamt	zirka	2300	kcal

Bedarf	**(weiblich / 1,61 m / 60 kg / 40 Jahre)**	**1900**	**kcal**
Zuviel	**(82 kg / Typ 2 Diab., Hypertonie)**	**400**	**kcal**

Wie wir durch die kleine Rechnung aus den vorigen Kapiteln wissen, liegt Petras täglicher Gesamtenergiebedarf bei etwa 1900 Kalorien. Das heißt, bei einem durchschnittlichen Tag liegt sie 400 Kalorien über ihrem Bedarf. Wir erinnern uns noch einmal an die Lehrerin mit ihrem Glas Wein. Bei ihr waren es nur knapp 200 Kalorien zu viel am Tag. Innerhalb eines Jahres hatte sie neun Kilogramm zugelegt. Bei Petra ist die Situation noch bedenklicher. Mittlerweile wiegt sie 82 Kilogramm. Schwankungen des Blutzuckerspiegels machen ihr wirklich zu schaffen, sie leidet an Bluthochdruck.

So wie Petra waren in meiner Praxis schon wahnsinnig viele Frauen. Jede hatte andere Probleme, jede hatte ihre kleinen versteckten Gemeinheiten im Alltag. Nun schauen wir uns an, wie wir Petras Woche so umbauen können, dass sie nicht das Gefühl hat auf irgendetwas verzichten zu müssen, und trotzdem die Energiezufuhr und Ausfuhr so regelt, dass sie gesund abnehmen kann, und irgendwann wieder mit ihrem Körper glücklich ist.

Nach der Analyse kennt man seinen Gegner. Jetzt geht es daran einen Ernährungsplan zu erstellen. Erster Punkt: Der Kaffee. Eigentlich ein wunderbares Genussmittel. Er hat keine Kalorien, nur bei Bluthochdruck sollte man darauf achten, dass der Konsum nicht über drei Tassen am Tag hinausgeht. Das hartnäckige Gerücht, dass Kaffee in den Körper entwässert ist schlichtweg falsch. „Koffeinhaltige Getränke können durchaus in die tägliche Flüssigkeitsbilanz mit einbezogen werden", teilte der Berufsverband Deutscher Internisten (BDI) schon im Jahr 2008 mit. „Mehrere Studien haben in den letzten Jahren gezeigt, dass sich die Wirkung von Kaffee auf den Wasserhaushalt kaum von der von Wasser unterscheidet", erklärte Prof. Johannes Mann vom BDI. Problematischer ist die Art, wie man seinen Kaffee trinkt. Die Kombination Milch und Zucker ist denkbar schlecht. Schwarzen Kaffee trinken aber nur die wenigsten. Darum haben wir einfach zwei der vier Tassen durch Wasser ersetzt. Als Alternative zum Zucker in Kaffee nehmen einige meiner Patienten Süßstoff (siehe Grafik auf Seite 71). Ich rate davon ab. Im Jahr 2014 fanden israelische Wissenschaftler heraus, dass Süßstoffe wie Aspartan oder Sacharin den Stoffwechsel verändern. Ihre Ergebnisse publizierten sie in der Fachzeitschrift Nature: Sie belegen, dass Menschen, die während einer Diät, bei der Zucker durch Süßstoff ersetzt wurde, trotzdem nicht an

Gewicht verloren. Einige der dort vorgestellten Studien deuten sogar darauf hin, dass der Süßstoffkonsum mit einer Gewichtszunahme in Verbindung steht. Das in den vergangenen Jahren als „natürlicher Süßstoff" vermarktete Stevia, bildet keine Ausnahme. Wobei zu Stevia derzeit noch keine Langzeitstudien vorliegen. Professor Dr. Heinz Breer von der Universität Hohenheim wies in einer Publikation außerdem darauf hin, dass Süßstoffe möglicherweise für eine Insulinausschüttung im Körper verantwortlich sein können und damit für eine potenzielle Erhöhung des Blutzuckerspiegels. Dieser Umstand kann wiederum zu Heißhunger führen. Ich habe von meinen Patienten außerdem oft gehört, dass Süßstoff ihnen auch nicht wirklich schmeckt. Mein Fazit: Lieber ab und zu richtigen Zucker verwenden, aber dafür mehr auf die Menge achten.

In Petras neuem Ernährungsplan war außerdem wichtig, die Aufräumarbeiten sein zu lassen. Es ist keine schöne Sache, Lebensmittel wegzuwerfen. Trotzdem tun Sie weder ihren Kindern noch sich selbst einen Gefallen, wenn der Brezelrest jedes Mal in Ihrem Magen landet, anstatt auf dem Komposthaufen. Dritter Angriffspunkt war der gute naturtrübe Apfelsaft des Schwiegervaters. Der Energiemenge ist es herzlich egal, wie organisch ein Lebensmittel ist. Säfte haben vergleichbar mehr Zucker wie Softdrinks. Darum empfehle ich eher zur Schorle zu greifen. Der Apfelsaft musste also weg. Zum Abendessen gibt es dagegen weiterhin ein ordentliches Vesper, das keine Wünsche offen lässt. Das Wichtigste für Petra waren aber 500 Kalorien, die sie in Genuss investieren konnte: ihre Schokolade und der Weißwein. Im Endeffekt blieben wir mit dem Plan ganze 100 Kalorien unter dem Gesamtenergiebedarf. Das klingt nach nicht viel. Aber das Spiel mit den Kalorien funktioniert auch in die andere Richtung: Wenn man über einen längeren Zeitraum unter seinem Bedarf bleibt, wird man automatisch abnehmen. Die Voraussetzung ist allerdings: Ehrlichkeit zu sich selbst. Der Plan funktioniert nur, wenn man ihn auch einhält.

Süßungsmittel

	Bezeichnung	Süßkraft	Energiegehalt	Backeignung	Insulinwirkung	Zahnfreundlich	Hinweis
Süßstoffe	Acesulfam	200-fach	o	✓	(✗)	✓	bitterer Beigeschmack
	Aspartam	200-fach	++*	✗	(✗)	✓	möglicherweise krebsfördernd. Vorsicht bei PKU
	Cyclamat	50-fach	o	✗	(✗)	✓	möglicherweise krebsfördernd
	Neohesperidin	1000-fach	o	✓	(✗)	✓	mentolartiger Beigeschmack
	Saccharin	500-fach	o	✓	(✗)	✓	möglicherweise krebsfördernd
	Sucralose	600-fach	o	✓	(✗)	✓	gilt als unbedenklich
	Steviosid/ Steviolglykosid	300-fach	o	✓	(✗)	✓	bitterer Beigeschmack
	Thaumatin	3000-fach	++*	✗	(✗)	✓	lakritzartiger Beigeschmack
Zuckeraustauschstoffe	Sorbit/ Sorbitol	60%	+	✓	✗	✓	in größeren Mengen abführend, ungeeignet bei FI
	Mannit/ Mannitol	50%	+	✓	✗	✓	in größeren Mengen abführend
	Isomalt/ Palatinit®	40%	+	✓	✗	✓	in größeren Mengen abführend
	Maltit/ Maltitol	80%	+	✓	✗	✓	in größeren Mengen abführend
	Lactit/ Lactitol	40%	+	✓	✗	✓	in größeren Mengen abführend
	Xylit/ Xylitol (Birkenzucker)	100%	+	✓	✗	✓	in größeren Mengen abführend
	Erythrit/ Erythritol	80%	o	✓	✗	✓	in größeren Mengen abführend
Zucker	Fruktose (Fruchtzucker)	1,2-fach	++	✓	✗	✗	ungeeignet bei Fruktoseintoleranz (FI)
	Glukose (Traubenzucker)	80%	++	✓	✓✓	✗	
	Saccharose (Haushaltszucker)	Referenz	++	✓	✓✓	✗	
	Laktose (Milchzucker)	30%	++	✓	✓	✓	in größeren Mengen abführen, ungeeignet bei LI
	Maltose (Malzzucker)	40%	++	✓	✓✓	✗	

Süßkraft:
Maß für die Intensität des Süßgeschmacks im Vergleich zu Haushaltszucker (=1 bzw. 100%)

Süßkraft-Skala:
- 1000 und mehr
- 100-999
- 1-99
- 0,5-0,9
- 0-0,4

Energiegehalt:
- o keiner/ gering
- + 2,4 kcal/g
- ++ 4,0 kcal/g

Backeignung:
- ✓ geeignet
- ✗ ungeeignet

Insulinwirkung:
- ✓✓ starke
- ✓ mäßige
- ✗ kaum/ keine

Zahnfreundlich:
- ✗ Karies-fördernd
- ✓ nicht kariogen

* Kalorien vernachlässigbar, da aufgrund hoher Süßkraft nur geringe Mengen nötig
LI = Laktoseintoleranz
FI = Fruktoseintoleranz
PKU = Phenylketonurie

So würde Petras Ernährungsplan also nach dem Umbau aussehen:

Zwei Kaffee+Milch+Zucker(250 ml + 10 g Zucker)	203	kcal
Wasser kcal	0	kcal
kl. Portion Mittagessen	400	kcal
+ Kinderreste und Aufräumarbeiten!	fallen weg	
Abendessen zwei Brötchen + Butter + Belag	700	kcal
+ Kinderreste und Aufräumarbeiten!	fallen weg	
¼ Liter Wein und 250 kcal Süßigkeiten bleiben	500	kcal
Gesamt	**1803**	**kcal**
Bedarf (weiblich / 1,61 m / 60 kg / 40 Jahre)	**1900**	**kcal**
OK (65 kg / keine Medikamente mehr!)	**-97**	**kcal**

Mit der Ernährung nach Plan hat Petra in neun Monaten 17 Kilogramm abgenommen. Sie braucht keine oralen Antidiabetika mehr, fühlt sich wieder richtig fit. Hauptproblem für das Übergewicht und den ausgelösten Typ 2 Diabetes war der knappe Liter Apfelsaft und die kohlenhydratreichen (Brezel, Nudel und Reisreste, etc.) Zwischenmahlzeiten mit den Kindern beziehungsweise die Kinderreste und Aufräumarbeiten.

Ohne ihr „Viertele" und den Schokoladenanker hätte sie die Umstellung nie geschafft. „Bei früheren Abnahmeversuchen war das absolut verboten. Auf die Kinderreste und meinen Saft beziehungsweise den Zucker im Kaffee wurde nur oberflächlich eingegangen. Alle Berater haben sich immer gleich auf meine geliebte Schokolade und den Wein gestürzt" – so lautete der Originalton einer meiner Patientinnen, auf deren Geschichte das Beispiel Petra basiert.

INFO

> Tipp: Zum Start beim Abendessen erstmal eine kleine Tasse Suppe zu sich nehmen, dann zehn Minuten warten. Besser ist auch beim Essen auf einen Teller eher weniger zu machen und lieber noch einmal nachzuschöpfen. Der Kopf bekommt somit das Sättigungssignal mit – sonst verdrückt man schnell einen Megateller Nudeln und dann den zweiten hinterher.

Bei Petra läuft es also ziemlich gut, nur die Ernährung ihrer Tochter Klara macht ihr in letzter Zeit ein wenig Sorgen.

Petras Tochter ist 13, seit drei Monaten hat sie aufgehört Fleisch zu essen. Völlig unverständlich für Petra, jeder weiß, dass zu einer ausgewogenen Ernährung Fleisch dazugehört. Vor allem Geflügel ist gesund und kalorienarm. Deshalb kommt auch regelmäßig das Putenschnitzel auf den Tisch. Aber Klara weigert sich. Teenager halt. Aber Klara hat gute Gründe. Von der ethischen Diskussion abgesehen, trägt der ausufernde Konsum von minderwertigem Fleisch nicht nur dazu bei, dass wir durch ein Übermaß an Fett dicker werden, sondern auch häufiger krank.

Im April 2014 gab die Weltgesundheitsorganisation eine Warnmeldung heraus. In dreißig Jahren sterben wir quasi alle an den kleinsten Infektionen. Der Grund: Es gibt immer mehr Keime, die resistent gegen Antibiotika sind. Es gibt aber keine neuen Antibiotika-Stämme. Gleichzeitig verfüttert die deutsche Fleischindustrie weiterhin fleißig Antibiotika an die Tiere in Massentierhaltung – viermal so viel, wie zum Beispiel bei unseren skandinavischen Nachbarn in Dänemark. Der Gesetzgeber versucht zwar den Einsatz von Antibiotika in der Massentierhaltung einzudämmen. Bisher bleibt der Erfolg jedoch aus. Das liegt zum Teil auch daran, dass Tierärzte immer noch am Verkauf der Medikamente mitverdienen. Laut dem Bundesamt für Verbraucherschutz und Lebensmittelsicherheit wurden allein im Jahr 2012 1619 Tonnen an Medikamenten in der Tierhaltung verfüttert – damit ist Deutschland Spitzenreiter in Europa. Die Menge ist doppelt so hoch wie in der menschlichen Gesundheitsversorgung.

In den vergangenen Jahren gab es regelmäßig Fleischskandale. Die Konsumenten sind verunsichert und zunehmend skeptisch gegenüber Fleisch- und Wurstwaren. „Es ist fünf vor zwölf", sagt auch der Krankenhaushygieniker Martin Eikenberg, in einem Artikel der Tageszeitung „taz" aus dem Jahr 2014. In einem Positionspapier der „Ärzteinitiative gegen Massentierhaltung" heißt es, dass „eine zunehmende Zahl" multiresistenter Keime „aus der Nutztierhaltung" stammen.

Doch der Fleischhunger der Deutschen ist nach wie vor hoch: Laut Fleischatlas der Heinrich-Böll-Stiftung, Bund für Umwelt und Naturschutz (Bund) und der französischen Monatszeitung „Le Monde Diplomatique" verzehrte jeder Deutsche im Jahr 2014 durchschnittlich 60 Kilogramm. Dafür wurden laut Stiftung 750 Millionen Tiere geschlachtet: 630 Millionen Hühner mussten dran glauben, etwa 60 Millionen Schweine wurden geschlachtet, genau wie 40 Millionen Puten, 25 Millionen Enten und drei Millionen Rinder. Barbara Unmüßig, Mitglied im Vorstand der Heinrich-Böll-Stiftung, gibt daher eine Empfehlung, die ich zu 100 Prozent an meine Patienten weitergeben kann. Sie sagt: „Zurück zum Sonntagsbraten." Auch die Deutsche Gesellschaft für Ernährung empfiehlt den Konsum von 300 bis 600 Gramm hochwertigem Fleisch pro Woche. Umgerechnet sind das 15 bis 30 Kilo im Jahr – die Hälfte der Menge, die der Durchschnittsdeutsche aktuell zu sich nimmt.

Wie Petras Tochter versuchen sich immer mehr Menschen vegetarisch zu ernähren, doch entgegen einiger Studien stellen die Vegetarier und Veganer in Deutschland immer noch eine verschwindend kleine Fraktion. Die Nationale Verzehrstudie II (2008) ergab, dass etwa 1,6 Prozent der Bewohner Deutschlands auf Fleisch verzichten. Der Vegetarierbund kommt hingegen auf mittlerweile 10 Prozent. Eigentlich schade, denn das Schöne an der Entscheidung von Petras Tocher: Es ist ohne großen Aufwand möglich, sich trotz Verzicht auf Fleisch gesund zu ernähren. Im Gegenteil: Der Verzicht kann sehr gesund sein. Die Vorteile einer fleischlosen Ernährung hat die Ökotrophologin Edith Gätjen auf der 22. Aachener Diätikfortbildung im Jahr 2014 zusammengefasst. So haben laut der „Adventist Health Study 2" Veganer durchschnittlich den niedrigsten BMI mit 23,3 – Normalgewicht. Ihnen folgen die Vegetarier mit 25,5. Am Ende stehen die Personen, die häufig Fleisch essen. Sie haben im Durchschnitt einen BMI von 28.

Die Expertin zieht ein ziemlich eindeutiges Fazit: Veganer haben ein niedrigeres Risiko für ernährungsassoziierte Krankheiten wie Diabetes Typ 2 oder Bluthochdruck. Außerdem sind Veganer mit vielen Nährstoffen deutlich besser versorgt als die Durchschnittsbevölkerung. Allerdings sieht sie auch Herausforderungen, vor allem im Hinblick auf die Ernährung von Schwangeren und Kindern. Gerade für diese Personengruppen rate ich bei einer streng veganen Ernährungsweise zu Vorsicht. Ohne Zusätze wie Vitamin B12 geht es in der Regel nicht. Denn ausgehend von einem objektiven, streng ernährungsphysiologischen Standpunkt und abgesehen von tierethischen Bedenken hat hochwertiges Fleisch für den Körper einige Vorteile: Fleisch enthält viele wichtige Inhaltsstoffe. Diese sind durch eine rein vegetarische Ernährung nur mit guten Kenntnissen über Lebensmittel erreichbar. Rindfleisch enthält insbesondere Vitamin B 12 (Blutbildung, Aufbau der Zellkerne) und Niacin (Auf- und Abbau von Fetten, Energiestoffwechsel). Hochwertiges Schweinefleisch ist ein Lieferant für Eisen (Sauerstofftransport im Körper), Zink (Schutz für das Immunsystem) und Selen (Schutz der Zellen). Außerdem ist es reich an Eiweiß. Von einem rein wissenschaftlichen Standpunkt aus spricht also nichts dagegen, Schweinefleisch zu essen. Dennoch gilt: Es sollte immer das Schwein vom Metzger des Vertrauens und nicht die Mastpute aus dem Kühlregal sein. Gutes Geflügel ist generell fettarm und eiweißreich. Durch die Fleischstruktur ist Geflügelfleisch leichter verdaulich als andere Fleischsorten.

Sollte Petra also ihre Tochter zwingen, wieder Fleisch zu essen? Zu ihrem eigenen Wohl? Nein!

Es entstehen keine körperlichen Mangelerscheinungen bei einer vegetarischen Kost. Rein statistisch ernähren sich Vegetarier und Veganer sogar gesünder als Fleischkonsumenten. Es gibt aber ein paar Dinge, die man wissen sollte:

Hochwertiges Eiweiß beziehen die meisten Menschen aus tierischen Produkten. Jedoch genügt eine Kombination von tierischem Eiweiß und aus Produkten mit pflanzlichem Eiweiß, wie beispielsweise Getreide. Durch diese Zusammenführung in

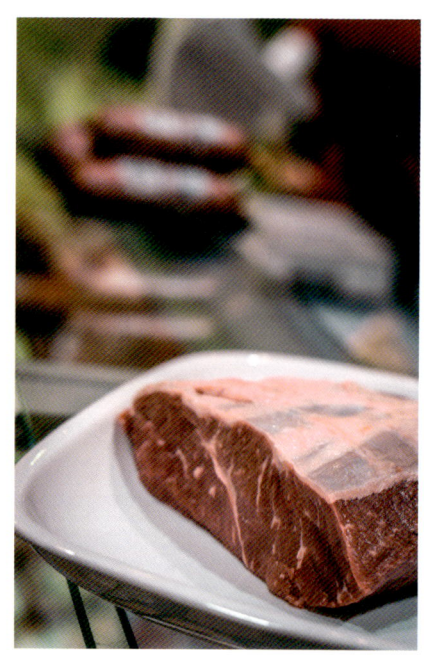

Wenn es Fleisch sein sollte, dann bitte das gute Roastbeef vom Metzger

Gerichten erhält unser Körper die nötigen Aminosäuren, um hochwertiges Eiweiß für unsere Körperfunktionen zu produzieren. Auch Hülsenfrüchte, wie Kichererbsen, Tofu und Kindneybohnen oder auch Nüsse, Pilze und Kartoffeln sind wichtige, hochwertige Eiweißspender. Bei der Kombination aus Eiern und Kartoffeln, haben wir für unseren Körper sogar eine effektivere Eiweißbereitstellung als beim Verzehr von Fleisch (siehe Grafik Seite 80).

Auch das ausschließlich in tierischen Lebensmitteln vorkommende Vitamin B 12 kann durch einen regelmäßigen Verzehr der richtigen Milchprodukte ausreichend gedeckt werden. In einem Hühnerei stecken schon rund 40 Prozent der täglich empfohlenen Vitamin B 12 Menge. Mit etwas Joghurt und Käse wird die Tagesmenge an Vitamin B 12 erreicht. Also Fleisch ist zur Deckung des Tagesbedarfs nicht notwendig.

Der Tagesbedarf an Eisen liegt bei 12 Milligramm. Das tierische Eisen (Hämeisen) aus Fleisch- und Wurstprodukten wird zu 20 Prozent absorbiert. Ein Vegetarier verzehrt ausschließlich pflanzliches Eisen, dies hat jedoch nur eine 3-Wertigkeit (Nicht-Hämeisen). Durch die Ballaststoffe und Mineralstoffe, die in pflanzlichen Lebensmitteln enthalten sind, wird das Eisen gebunden. Somit werden aus pflanzlichen Lebensmitteln nur etwa fünf Prozent absorbiert. Hier kann man aber mit Zugabe von Speisen mit viel Vitamin C wie beispielsweise Paprika, Kartoffeln oder auch einem Glas Orangensaft zu den Speisen eine bessere Absorption erreichen. Außerdem sollte man auf den übermäßigen Konsum von Kaffee und schwarzem Tee zu den Mahlzeiten verzichten. Sie reduzieren sowohl die Vitamine und Mineralstoffe als auch die Eisenaufnahme.

Nachdem Petras Tochter nicht locker gelassen hat, kocht Petra also im Alltag andere Optionen. Meistens greift sie dabei im Supermarkt einfach zu Tofuersatzprodukten. So bequem das sein mag, sollte sie, um ihrer Tochter willen, ein paar Dinge beachten.

Tofu gilt als klassisches Fleischersatzprodukt. Soja beziehungsweise Tofu enthält viel hochwertiges pflanzliches Eiweiß. Tofu ist auch im Küchenalltag gut einsetzbar. Bei Fertigprodukten auf pflanzlicher Basis wie Sojawürste und Sojahackfleisch ist Vorsicht geboten. Sie enthalten meist viele Zusatzstoffe, um den fehlenden Fleischgeschmack zu ersetzen. Außerdem wird bei Nicht-Bio-Produkten in aller Regel gentechnisch verändertes Soja verwendet.

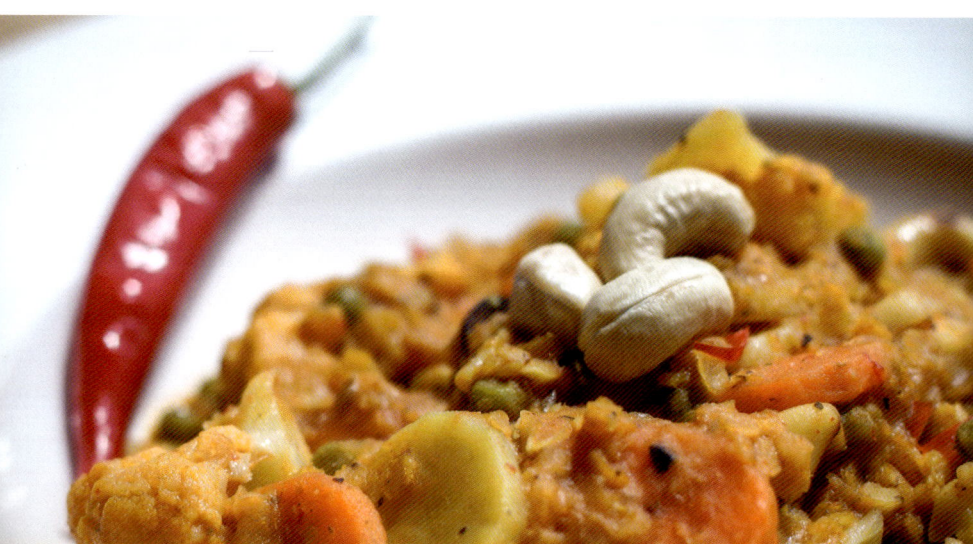

Rezepttipp: Veganes Curry

Bitte vor Beginn die ganze Anleitung durchlesen!
Zubereitungszeit ca. 40 Minuten.

Rezeptzutaten für 4 Portionen:

250 g Kartoffeln (vorwiegend festkochend)
200 g rote Linsen
200 g Erbsen
300 g Ananas

2 Karotten

½ Blumenkohl

30 g Kokosöl

1 EL Currypulver (Schärfe nach Belieben)

1-2 EL Currypaste (gelb)

1-2 Chilischoten

Ingwer nach Belieben

150 g Cashewkerne

2 Schalotten oder 1 Zwiebel

300 ml Kokosmilch

300 ml Gemüsebrühe ohne Zusatzstoffe

Salz, Pfeffer

Zubereitung

Karotten, Blumenkohl und Kartoffeln reinigen. Karotten und Kartoffeln schälen. Blumenkohl in kleine Röschen teilen. Karotten und Kartoffeln in ½ cm dicke Scheiben schneiden.

Zwiebel, Ingwer und Chilischoten reinigen und klein schneiden.

Das Kokosfett in einem großen Topf erhitzen – Zwiebel, Chili, Ingwer und Kartoffeln darin andünsten. Rote Linsen, Blumenkohlröschen und Karotten zugeben und 5 Minuten mitdünsten.

Currypaste und –pulver in den Topf geben und vermengen. Kokosmilch mit der Gemüsebrühe zugeben und kurz aufkochen lassen. Dann bei mittlerer Hitzezufuhr 12 Minuten ziehen lassen.

Währenddessen die Cashewkerne grob hacken und in einer Pfanne (ohne Öl) rösten.

Die Ananas vorbereiten und würfeln. Erbsen, Ananaswürfel und Cashewkerne in den Topf geben, vermengen und ca. 6 Minuten bei mittlerer Hitze ziehen lassen.

Mit Salz und Pfeffer abschmecken.

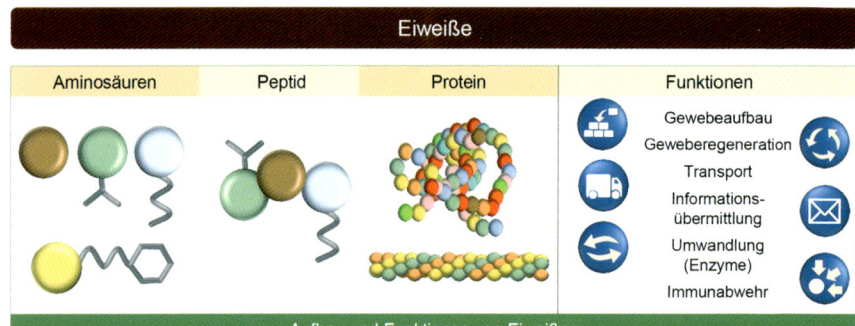

Eiweiße

| Aminosäuren | Peptid | Protein | Funktionen |

Funktionen:
- Gewebeaufbau
- Geweberegeneration
- Transport
- Informations-übermittlung
- Umwandlung (Enzyme)
- Immunabwehr

Aufbau und Funktionen von Eiweißen

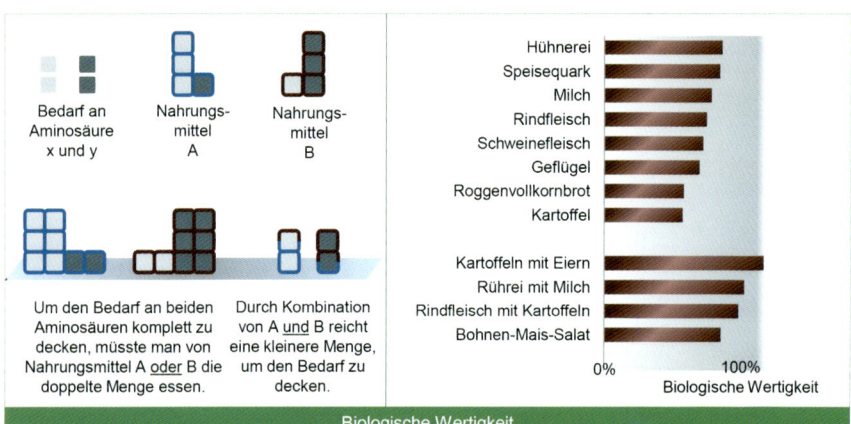

Bedarf an Aminosäure x und y — Nahrungsmittel A — Nahrungsmittel B

Um den Bedarf an beiden Aminosäuren komplett zu decken, müsste man von Nahrungsmittel A oder B die doppelte Menge essen.

Durch Kombination von A und B reicht eine kleinere Menge, um den Bedarf zu decken.

Hühnerei
Speisequark
Milch
Rindfleisch
Schweinefleisch
Geflügel
Roggenvollkornbrot
Kartoffel

Kartoffeln mit Eiern
Rührei mit Milch
Rindfleisch mit Kartoffeln
Bohnen-Mais-Salat

0%   100%
Biologische Wertigkeit

Biologische Wertigkeit

	Milch-produkte	Eier	Kartoffeln	Hülsen-früchte	Getreide	Mais	Nüsse/ Samen
Milchprodukte			✓	✓	✓	✓	✓
Eier			✓	✓			
Kartoffeln	✓	✓					
Hülsenfrüchte	✓	✓			✓	✓	✓
Getreide	✓			✓			✓
Mais	✓			✓			
Nüsse/ Samen	✓			✓	✓		

Hochwertige Eiweißkombinationen

Ovo-Lakto-Vegetarier wie Petras Tochter essen neben pflanzlichen Produkten Eier und Milchprodukte, Käse. Einige essen auch Fisch. Auch beim Fisch ist die Herkunft genau zu prüfen. Wer auf Fleisch aus Umwelt- und Tierschutzgründen verzichtet, sollte keinen Fisch aus umweltbelastenden Aquakulturen verzehren. Dies ist im Prinzip Massentierhaltung unter Wasser. Die Lakto-Vegetarier verspeisen natürlich pflanzliche Lebensmittel und Milchprodukte aber keine Eier.

Vegetarismus ist also kein Problem. Ein wenig anspruchsvoller verhält es sich bei strikt veganer Ernährung. Veganer verzehren keinerlei tierische Produkte. Wer sich gut informiert, und darauf achtet, genügend Mikronährstoffe wie das wichtige Vitamin B 12 zu sich zu nehmen, für den ist auch eine gänzlich vegane Ernährung in Ordnung. Allerdings sind mir in meinem Praxisalltag auch schon Veganer begegnet, die durch den jahrelangen Verzicht auf tierische Lebensmittel Mangelerscheinungen hatten. Beispielsweise kann ein Mangel an Vitamin B 12 zu Gefäßkrankheiten führen und bei Kindern Entwicklungsstörungen verursachen. Weiterhin sollten Veganer darauf achten, dass sie genügend Omega-3-Fettsäuren zu sich nehmen, die sonst beispielsweise durch Fisch aufgenommen werden. Hier helfen schon konventionelle Präparate, die es in jedem Supermarkt zu kaufen gibt – es dürfen ruhig günstigere Produkte sein. Pflanzliche Omega-3-Fettsäuren gibt es in Raps- oder Walnussöl. Weitere kritische Mikronährstoffe sind Zink, Calcium, Vitamin B 2 und Jod. Entscheidet man sich dafür, auf tierische Lebensmittel zu verzichten, helfen seriöse Verbände wie der Vegetarierbund (www.vebu.de) weiter.

Ich habe Respekt vor jedem vegan lebenden Menschen, denn die wenigsten Verbraucher führen sich vor Augen, dass die heutige Massentierhaltung ein gravierendes gesellschaftliches Problem darstellt. Gleichzeitig kann eine vegane Lebensweise unter Beachtung der beschriebenen Aspekte durchaus gesund sein.

Ernährungsphysiologisch spricht aber auch viel für den richtigen Fleischkonsum. Allerdings hängt die Hochwertigkeit des Fleisches maßgeblich davon ab, woher man es bezieht. Fleisch aus der Discounter-Theke sollte auf keinem Teller landen. Genauso wenig, wie eingepackte Wurstwaren. Deswegen die Empfehlung: Lieber ein- bis zweimal hochwertiges Fleisch vom regionalen Metzger holen. Darum stehe ich hinter dem Satz von Barbara Unmüßig und sage noch einmal: zurück zum Sonntagsbraten.

Eines der beliebtesten Fleischprodukte in Süddeutschland war auch die Achillesferse unseres zweiten Kandidaten Georg: der Klassiker unter schwäbischen Fast-Food-Varianten, der Fleischkäswecken.

VORSICHT

Ähnlich wie bei den Fleischkäswecken sieht es beim typischen Wurstsalat aus. Ernährungstechnisch gibt es fast nichts Schlimmeres: Eine Portion Wurstsalat mit etwa 350 g mit einem Brötchen sind 1300 Kalorien – das entspricht mehr als 50 Prozent des Tagesbedarf eines ausgewachsenen Mannes.

Georg ist fünf Tage die Woche unterwegs. Am Wochenende ist er bei seiner Frau in Stuttgart. Dienstag, großer Auftrag – 15 Tonnen Material müssen nach München. Georg ist die Nacht durchgefahren, jetzt muss er Pause machen. Nach sechs Stunden Schlaf hinten im 40-Tonner steht er auf – irgendwo an der A8 zwischen München und Stuttgart. Er hat wenig Zeit. Rein in die Raststätte, Kaffee und Butterbrezel – sein Ritual, seit Jahren.

Auch Georg hat schon versucht abzunehmen. Das Fernsehen hat ihm gesagt, dass das fast wie von selbst geht. Morgens und abends einfach nichts essen, sondern ein wenig Pulver in fettarmer Milch auflösen, den leckeren und extrem sättigenden Shake mit Schokogeschmack genießen und ein paar Wochen später hat der Bierbauch seine Sachen gepackt und macht Urlaub auf Lebenszeit im Nirwana. Die Theorie klingt zu schön um wahr zu sein. Und genau das ist sie auch.

Zwar werden auch in der medizinischen Behandlung von starker Adipositas Pulvershakes als Ersatz eingesetzt, aber nur über einen kurzen Zeitraum und nur bei extremem Übergewicht. Am Anfang sieht man wie immer die Erfolge: Nach zwei Wochen strahlt der Diätmacher nach dem Wiegen. Meist ist eine Gewichtsreduktion von etwa drei bis sieben Kilo zu sehen. Doch bei dieser radikalen Reduktion der Nahrung bedient sich unser Körper auch der stoffwechselaktiven Muskelmasse, weil er zu wenig Eiweiß und Energie durch das aufgenommene Essen erhält.

Die Fettdepots reduzieren sich in erster Linie nur zögerlich. Meist hat man aber dann keine Lust mehr auf diese reduzierte Diätvariante. Die stoffwechselaktive Muskelmasse ist reduziert und die unerwünschte Fettmasse haftet immer noch am Körper. Außerdem ist das Hungergefühl nur durch den Shake nicht weg. Das heißt langfristig setzt Frustration ein. Die Shakes werden abgesetzt und der Jo-Jo-Effekt setzt ein. So auch bei Georg.

Dann war es ihm zu blöd. Er packte den Holzhammer aus: Fasten! Aus meiner Sicht ist Fasten – also eine Diät mit weniger als 400 Kalorien am Tag – die wirklich sinnloseste Methode, um abnehmen zu wollen. Der Körper registriert relativ schnell den Energiemangel und fährt den Grundumsatz herunter. Man wird träge, gereizt und kann sich nicht mehr konzentrieren. Man stelle sich die bei Petra angeführten negativen Auswirkungen einer Low-Carb-Diät vor – nur noch viel schlimmer. Da hilft auch die Freude über die paar Kilo weniger nicht mehr, die man nach der kurzen Zeit vorweisen kann. Fasten ist ein sehr gutes Beispiel, zu erklären, wie der Jo-Jo-Effekt funktioniert. Der Körper stellt sich auf weniger Energie ein, der Grundumsatz geht nach unten. Nach dem Fasten isst man wieder normal und liegt noch weiter über seinem Energiebedarf als zuvor.

Georg war verzweifelt, er kam einfach nicht weiter. Im Internet informierte er sich über drastische Maßnahmen: das Messer. Eine Operation zur Gewichtsreduktion kommt aber nur für dramatische Fälle infrage, die akut gesundheitsgefährdet sind. Das ist etwa bei einem BMI von mehr als 40 der Fall. Meiner Meinung nach sind Operationen die Ultima Ratio, wenn wirklich gar nichts anderes mehr geht. Außerdem ist es in Deutschland immer noch schwer, eine Kostenübernahme für Operationen bei den Krankenkassen zu bewirken, wie Dr. Jürgen Ordemann, Leiter des Adipositaszentrums an der Berliner Charité, in einem Artikel der Pharmazeutischen Zeitung vom Februar 2015 klarstellte. Heute sind die häufigsten beiden Operationsmethoden der Schlauchmagen und der Magenbypass. Bei ersterem wird der größte Teil des Magens herausgeschnitten, so dass ein Schlauch mit einem Volumen von 80 bis 120 Millilitern übrig bleibt. Das sieht so ähnlich wie eine Banane aus. So tritt das Sättigungsgefühl beim Essen früher ein. Beim Magenbypass wird ein kleiner Vormagen konstruiert und mit einem Teil des Dünndarms ein Schlauch gelegt, der den Nahrungsbrei an Teilen des Darms vorbeileitet, der ansonsten Nährstoffe absorbiert. So nimmt der Körper weniger Energie auf, was zu einer Gewichtsreduktion führt.

Man muss sich darüber im Klaren sein, dass beide Operationen einen invasiven Eingriff bedeuten, der mit entsprechenden Risiken verbunden ist. Bei Patienten mit massivem Übergewicht funktioniert das. Ein 170 Kilo-Kandidat kommt so in relativ kurzer Zeit auf etwa 120 Kilogramm runter. Dann wird es schwierig. Die 120-Kilo-Marke schafft er oft nicht. Die Ursache liegt im Anpassungsprinzip unseres Körpers, das wir vom Jo-Jo-Effekt kennen. Der Körper stellt sich auf weniger Energie ein, irgendwann kommt es wieder zur Balance, da der Patient zwar weniger isst, aber seine fett- und kohlenhydratreiche Ernährung wie früher weiterführt. Ich sehe operative Eingriffe zur Gewichtsreduktion daher skeptisch. Für einen Mann wie Georg kommen sie für mich nicht in Frage. Doch natürlich schleppt der gute Mann weiterhin seine beeindruckende Großtrommel vor sich her. Um aus diesem Ball auf Dauer die Luft rauszulassen, müssen wir weiter sehr genau anschauen, warum die Kugel gewachsen ist.

Georgs beeindruckender Bauchumfang kommt nämlich nicht nur von fester Nahrung. Nach einem Tag auf der Straße, wenn genug Zeit ist, dann gönnt sich Georg etwas, das für viele Männer nach getaner Arbeit seit dem Jahr 1516 zum Symbol der Tiefenentspannung geworden ist: das Feierabendbier. An dieser Stelle ist mein Beruf nicht immer leicht. Wir müssen über eine weitere äußerst unbequeme Wahrheit sprechen, denn: Alkohol ist ein Teufel für unseren Körper. Es macht keinen Unterschied, ob Bier oder Wein, oder Schnaps. Auch die angebliche gesundheitsfördernde Wirkung von Wein ist mehr als fragwürdig. In seiner Studie „In Vino Veritas" aus dem Jahr 2012 erklärte der tschechische Professor Milos Taborsky, dass die einzigen positiven Auswirkungen des Weins auf das Herz-Kreislauf-System nur bei Menschen auftraten, die regelmäßig Sport treiben. Für die Weltgesundheitsorganisation gehört Alkohol sogar zu den Top Ten der Krebs auslösenden Faktoren.

Aber keine Angst: Wie bei der Schokolade von Silvia muss auch Georg nicht ganz auf das Feierabendbier verzichten. Trotzdem ist es essenziell, dass man Bescheid weiß, was der Gerstensaft mit uns macht. Denn Alkohol legt der Gewichtskontrolle Steine in den Weg. Experte Prof. Manfred Singer sagte im Mai 2015 der Deutschen Presseagentur: „In Hinblick auf Fettleibigkeit unterschätzen viele den Einfluss von Alkohol". Denn neben dem gesteigerten Risiko für bestimmte Krebsarten macht (siehe Grafik Seite 38) Alkohol beim Abnehmen gleich vierfach keinen Spaß:

Erstens: Alkohol hat an sich schon sehr viele Kalorien. Dabei macht es keinen großen Unterschied, ob man Wein, Bier oder Schnaps zu sich nimmt. Die Energiemenge ist beträchtlich. Wein und Bier kommen dabei ungefähr an die Energiemenge von Softdrinks, wie etwa Fanta oder Cola heran. Die klassische Halbe kommt mit 240 Kalorien aufs Konto, bei Wein entsprechen 200 Milliliter etwa 140 Kalorien. Das klingt recht entspannt. Wird aber zum Problem, wenn man die äußeren Umstände anschaut. Ein Patient von mir, von Beruf Pfarrer, hat bei unserem ersten Treffen behauptet, dass er am Tag nicht mehr als 600 Kalorien feste Nahrung zu sich nimmt. Zuerst habe ich ihm nicht geglaubt, aber der gute Mann war ja Pfarrer. Im weiteren Gespräch hat sich herausgestellt, dass er respektable eineinhalb Flaschen Wein am Tag zu sich nahm. Damit hat er seinen Gesamtenergiebedarf gedeckt. Davon abgesehen, dass Alkohol auch neben der Ernährungsphysiologie Gift für den Körper ist, war das schon beeindruckend. Wenn wir uns die Energiedichte von Alkohol anschauen ist das aber kein Wunder. Reines Fett hat etwa 9 Kalorien pro Gramm, der Alkohol kommt mit 7 Kalorien pro Gramm fast in die Nähe. Weiteres Beispiel: Samstagabend, es wird Geburtstag gefeiert. Das Essen ist festlich, der Alkohol fließt in Strömen. Wenn man ein rauschendes Fest ernährungsphysiologisch analysiert, muss ich ein wenig hüsteln: Ein deftiges Essen allein macht schon 1500 Kalorien aus – guter Braten mit Beilage und Dessert. Zu einem ordentlichen Rausch braucht ein gestandener Mann wie Georg auf jeden Fall fünf Halbe. Dazu noch einen Verdauungsschnaps und ein paar Erdnüsse. Die kurze Überschlagsrechnung: 1500 Kalorien das Essen, 1200 Kalorien das Bier, 40 Kalorien der Schnaps und 200 Kalorien die Nüsse. 2940 Kalorien – eine mächtige Zahl, wenn sie diese mit ihrem eigenen Gesamtenergiebedarf vergleichen (wie Sie diesen ausrechnen, haben wir im Kapitel „Wie groß darf das tägliche Brot sein" behandelt). Der Geburtstag allein – kein Frühstück dabei, kein Mittagessen dabei. Mit so einem Abend kann man sich eine sehr enthaltsame Woche mit einem Schlag kaputtmachen.

Dabei sind wir noch nicht einmal bei Problem 2 des Alkohols angelangt: Es gibt kein Lebensmittel, das wirklich so fies ist, wie der Alkohol. Denn zusätzlich zu der eigenen Energie hemmt der Alkohol auch noch nachweislich die Verbrennung von Fett im Körper. Auch die Verarbeitung von Kohlenhydraten und Eiweiß wird heruntergefahren. Da der Körper den Alkohol zuerst abbaut. Sobald der Körper Alkohol zu sich nimmt, gibt es nur noch ein Ziel: den Alkohol wieder loswerden. Wir bleiben also auf der Energie, die wir unter Alkoholeinfluss durch feste Nahrung zu uns nehmen weitgehend sitzen.

Vor allem Männer kennen das Problem Nummer 3 des Alkoholkonsums gut: Selbst die Wissenschaft weiß nicht warum, die Wissenschaft weiß nur, dass es so ist: Energie, die wir durch den Alkohol zu uns nehmen, geht direkt an den Bauch. Der Bierbauch ist kein Mythos, der Bierbauch ist harte Realität. Dabei ist es allerdings weniger ein Bierbauch, sondern vielmehr ein Alkoholbauch. Es macht keinen Unterschied, welche Art von Alkohol wir zu uns nehmen. Problem dabei: Gerade das viszerale Bauchfett ist gesundheitlich bedenklich. Frauen, die nun denken, sie wären fein raus, darf ich die Ergebnisse einer Studie aus dem Jahr 2011 vorstellen. Sie belegte, dass ein veränderter Hormonspiegel beim Alkoholkonsum die Verteilung des Fettes beeinflusst. Die Hauptautorin der Studie heißt Manuela Bergmann. Sie arbeitet beim Deutschen Institut für Ernährungsforschung. Die Studie ergab, dass auch Frauen, die häufig Alkohol konsumieren, im Verhältnis zur Hüfte eine dickere Taille haben. Bergmann hierzu in einem Interview für die Deutsche Presseagentur im Mai 2015: „Wer mehr Bier trank, hatte einen dickeren Bauch. Aber der Zusammenhang zeigte sich etwas schwächer auch bei Weintrinkern".

Als wären Energiemenge, schlechte Fettverbrennung und Bierbauchgefahr nicht genug: Hier kommt Problem Nummer 4 – Alkohol macht uns hungrig. Dieses Phänomen dürfte jedem von uns bekannt vorkommen. Sobald wir ein oder zwei Bier über den Durst getrunken haben, gelüstet uns nach fettigem Essen.

Zusammengefasst: Alkohol hat die denkbar schlechtesten Eigenschaften für eine gesunde Ernährung. Aber: Niemand will gänzlich auf ihn verzichten, auch ich nicht. Der Lichtstreifen am Horizont: Mit ein paar gezielten Maßnahmen kann man auch Alkohol genießen, ohne danach das eigene Spiegelbild beschimpfen zu wollen. Das machen wir später im Kapitel klar, wenn wir Georgs Tagesablauf umbauen, sodass er langfristig Gewicht verliert und auch nicht wieder zunimmt.

Nun also die Detailanalyse von Georgs Essverhalten: Er ist 45 Jahre alt und wiegt bei einer Größe von 1,78 Meter 122 Kilogramm. Das bedeutet einen Body-Mass-Index von 38.5 – Adipositas Grad 2. Doch bei Georg war es auch schon schlimmer, 145 Kilogramm wog er einmal. Dabei traten bei ihm Probleme auf, die ich bei vielen Patienten in seiner Gewichtsklasse sehe: Er ist Typ 2 Diabetiker, hat Bluthochdruck, Gicht und starke Verstopfung inklusive Hämorrhoiden. Die schleppt er bereits seit 15 Jahren mit sich herum – für einen Fernfahrer eine riesige Belastung. Bei der Analyse seines Essverhaltens machten wir sofort seine Hauptprobleme aus: Jeden Tag schüttet er flüssigen Zucker in sich hinein, in ähnlicher Menge wie ich in meiner Jugend. Dazu kamen viele sogenannte kurzkettige Kohlenhydrate, wie sie in hellen Weizenmehlprodukten vorkommen. Diese sind direkt für den sogenannten Heißhunger verantwortlich. Der funktioniert so, dass durch die Aufnahme der Energie der Blutzuckerspiegel nach oben schießt. Als Ausgleich schüttet der Körper zu viel Insulin aus, das den Blutzuckerspiegel wieder

senkt. Die Folge ist ein baldiges Hungergefühl. Bei Vollkornprodukten steigt der Blutzuckerspiegel viel langsamer. Somit setzt das
erneute Hungergefühl erst später ein. Den größten Energiebatzen
machten aber die beiden Fleischkäswecken aus. Eine verheerende
Kombination aus viel zu viel Fett, Salz und einem Weizenmehlbröt-
chen. Auf seinem täglichen Energiezettel standen damit insgesamt
600 Kalorien zu viel.

Tagesplan Georg

(45 Jahre / 1,78 m groß / 122 kg schwer / verheiratet, keine Kinder)

5 Kaffee + Zucker (50 g Zucker, etwa drei Würfel)	200	kcal
1000 ml Cola, Eistee, Saft, Milchmix	500	kcal
Schokocroissant oder zwei E-Drinks	300	kcal
Sandwich + Butterbrezel	700	kcal
Süßigkeiten ca. 50 g	250	kcal
Tanksnack (Studentenfutter)	250	kcal
2 LKWs (Leberkässemmel) mit je ca. 70 g Fleischkäse	800	kcal
Gesamt	**3000**	**kcal**
Bedarf (bei männlich/1,78 m/75 kg)	**2400**	**kcal**
Zuviel	**600**	**kcal**

VORSICHT

Ähnlich schlecht wie der Fleischkäswecken sind zwei Croissants zum Frühstück oder als Zwischenmahlzeit. Auf dem Zettel kommen hier 600 Kalorien zusammen. Ein Viertel des Energiebedarfs von Georg.

Die Lösung ist wie bei Petra eine dauerhafte Kalorienreduktion. Wie wir wissen ist es wichtig, dass jeder Mensch seine unterschiedlichen Vorlieben und Routinen hat, die es zu berücksichtigen gilt.

Nur das führt auch zu einem besseren Durchhaltevermögen. Alle Mikro- und Makronährstoffe sind in ausgeglichener Menge in der aufgenommenen Nahrung enthalten. Wenn wir uns mit einseitigen Diäten benetzen, gerät unser Energie- und Leistungsstoffwechsel aus dem Gleichgewicht. Wichtige Enzyme und Hormone, die unsere Körpervorgänge steuern werden nicht mehr ausreichend gebildet, somit kommt es zu einem Motivationsabbruch.

Ein Ernährungsplan muss also möglichst individuell auf eine Person abgestimmt sein. Das heißt natürlich nicht, dass die Natur in ihrem Arsenal an wunderbaren Nahrungsmitteln nichts hätte, was für jeden Körper eine wahre Wohltat ist. Die Geschichte von Georg basiert auf den Erfahrungen mit einem realen Patienten. Genau wie Georg ist er Trucker. Im Verlauf der Behandlung hat er 45 Kilo abgenommen und noch wichtiger: Er ist eine fiese Hämorridenerkrankung losgeworden. Eines dieser wunderbaren Nahrungsmittel sind Haferflocken. Warum? Dazu gibt es eine Geschichte:

"Herr Bach, Herr Bach, ich kann scheißen wie ein Elefant" – der Mann schüttelt mich, kein „Hallo", kein „Grüß Gott". Familienausflug in die Stuttgarter Wilhelma – sonniger Tag im August. Nach anfänglicher Angst um mein nicht mehr ganz so junges Leben – der 115 Kilo schwere Mann geht mit mir um, wie mit

einem Obstbaum bei der Ernte – wird mir klar, was sich hier abspielt. Erst der Schock, dann die Freude. Für Außenstehende mag es schwer nachvollziehbar sein, dass zwei Männer am helllichten Tag in spontane Jubelstürme ausbrechen. Erst recht, wenn der Anlass ein großer Haufen in der Schüssel ist, den einer der beiden am Morgen abgesetzt hat. Aber ein geregelter Stuhlgang ist für Patienten mit Verdauungsproblemen ein Stück pure Lebensqualität. Also was war los bei meinem Truckerfreund?

Die Dickhäuter der Wilhelma waren zwar wenig beeindruckt, dennoch war es ein ordentliches Stück Weg, bis zu dem öffentlichen Gefühlsausbruch. Die erste Sitzung: Mir viel sofort auf, der 122-Kilo-Mann sitzt hier nicht freiwillig. Truckermütze, ungeordnete Locken, die an beiden Seiten des Kopfes abstanden tatsächlich war die Therapie eher der Wahrung des Hausfriedens mit seiner Frau geschuldet. Sie machte sich Sorgen um ihren Gatten. Die Sorgen waren berechtigt: Diabetes Typ 2, Hämorriden, Bluthochdruck, Gicht und eine fiese Verstopfung, mit der er sich seit Jahren herumschlug. Mehr als eine Dekade lang fuhr er schon für eine Schokoladenfabrik Lastwagen. 1998 wog er noch 98 Kilo. Mit dem Job ging es dann auf 145 Kilo rauf. Zwar konnte er erste Erfolge verzeichnen – 23 Kilo hatte er schon wieder runter als er bei mir in der Praxis stand. Aber die gesundheitlichen Probleme blieben. Sein Arzt und seine Frau schickten ihn zu mir.

„Herr Bach, ich bin kein Pferd" – seine Antwort auf meine Empfehlung sein Frühstück durch eine Portion Haferflocken mit etwas Honig und Banane zu ersetzen. Der Fernfahrer wurde sauer. 15 Ärzte – sie scheiterten alle daran, ihn und seinen aufblasbaren Sitzring für immer zu trennen, oder einen geregelten Stuhlgang möglich zu machen. Dann kommt der Hinterland-Ernährungsberater und behauptet ernsthaft, dass 100 Gramm Haferflocken zum Frühstück der Weisheit letzter Schluss wären. „Sie wollen mir erzählen, dass sie mit dem Pferdefutter hier alles regeln?" Und das auch noch innerhalb von zehn Tagen. Ich konnte sei-

ne Skepsis verstehen. Das änderte allerdings nichts an meiner Überzeugung: „Wenn sie die Dinger essen, dann haben sie in zehn Tagen keine Probleme mehr mit der Verdauung."

Einige Wochen später und sieben Kilo leichter das Treffen in der Wilhelma: Die Wunderwaffe Haferflocken hatte ihren Dienst getan. Warum? Der Schlüssel sind die Ballaststoffe. Die Darmflora des Patienten war durch Medikamente und schlechte Ernährung fast zum Erliegen gekommen. Die Ballaststoffe in den Haferflocken haben sie wieder aufgeweckt. Die Flocken sind eine echte Erlösung für jeden Darm. Über die Jahre hat sich herausgestellt: Die Flocken sind einer meiner besten Tipps. In meinem Posteingang landen nach meinen Seminaren und Vorträgen regelmäßig drei E-Mails. Deren Inhalt: Danke für die Haferflocken.

Einzige Voraussetzung für den Erfolg: Man muss es konsequent durchziehen, damit eine schwere Verstopfung wie bei der des Patienten verschwindet. Wer will, dass die Haferflocken wirken, der darf sie bei keinem Frühstück weglassen. Es ist wie bei der Anmeldung zum Fitnessstudio: Wenn man nur einmal im Monat hingeht, dann bleibt der Erfolg aus.

Wie die Haferflocken gibt es eine Reihe von fantastischen Lebensmitteln, die uns auf dem Weg zum Idealgewicht unterstützen. Gestalten wir also den Alltag von Georg etwas um.

INFO

Tipp: Schokoriegel wie Mars oder Snickers sind unglaubliche Energiebomben. Wenn es denn ein Snack zwischendurch sein muss. Kein Problem: Die Lösung sind kleine Schokoriegel mit 18 bis 25 Gramm als Süßigkeit, anstatt der großen Dinger mit fast 50 Gramm.

Um das Hauptproblem bei Georg kann man nicht lange herumdiskutieren: Schokomilch, Eistee oder Cola müssen weg. Trotzdem muss man darauf achten, jeden Tag genügend Flüssigkeit zu sich zu nehmen, mindestens eineinhalb bis zwei Liter am Tag – je nach Alter und Körpergewicht. Als Alternative gibt es Tee, Kaffee, Wasser – wenn es unbedingt sein muss, auch mit Süßstoffersatz. Allerdings haben die Süßstoffe auch entscheidende Nachteile (siehe Seite 69, 70 und Grafik Seite 71). Zu den Nachteilen zählt auch, dass der Körper weiterhin an den süßen Geschmack gewöhnt ist, und das Risiko hoch bleibt, zu viel Zucker zu konsumieren. In den Alltag unseres Patienten hielt auch ein Vollkornsandwich Einzug, das die beiden Croissants ersetzt. In Kombination mit Käse macht das Ding viel länger satt als die Schoko-Croissants. Das Fast Food durfte Georg weiterhin essen, nur nicht jeden Tag. Auch wurde Platz für Süßigkeiten eingeräumt. Insgesamt sah Georgs Ernährungsplan für die Arbeitswoche dann im Ergebnis so aus:

6 Esslöffel Haferflocken+150 g Joghurt + ½ Stück Obst	450	kcal
3 Kaffee+Zucker (15 g Zucker)	60	kcal
Über den Tag verteilt mind. 2000 ml Flüssigkeit!	0	kcal
1 Stück Gemüse roh oder gekocht (etwa 200 g)	vernachlässigt	
Sandwich (Käse/Schinken)	330	kcal
1 Stück Obst	120	kcal
Süßigkeiten	260	kcal
3 x Salat / 2 x Fast Food von Montag bis Freitag	800	kcal
Gesamt	**2020**	**kcal**
Bedarf (bei männlich/1,78 m/75 kg)	**2400**	**kcal**
OK	-380	kcal

Die Ergebnisse der Patienten, die der Geschichte von Georg zugrunde lagen freuten mich: Einer hatte innerhalb von elf Monaten 37 Kilogramm abgenommen. Bei allen fiel auf, dass die täglich erlaubten Süßigkeiten so etwas wie ein wichtiger Rettungsanker waren. Durch das Kontrollieren der Energiemenge hat Georg sein Gewicht voll im Griff. Er wurde seinen Diabetes Typ 2 los. Seine Gicht ist weg. Die Dosis an Bluthochdruckmedikamenten hat sich halbiert. In 21 Monaten konnte er sein Gewicht auf respektable 80 Kilogramm reduzieren.

Mit der Zeit modifizieren viele Patienten ihren Essensplan selbst. Genaues Kalorienzählen ist nicht mehr nötig. Auch der eine oder andere Fleischkäsewecken ist drin, solange man zum Ausgleich vielleicht auf eine Fast-Food-Mahlzeit verzichtet.

Petra wie Georg sind beide nicht mehr die Jüngsten. Damit sie nicht wieder zunehmen sobald sie 50 werden, gibt es im fortgeschrittenen Alter auch bei der Ernährung einige Dinge zu beachten.

Mit 50 Jahren fühlt man sich in der Regel noch fit und leistungsfähig. Aus ernährungsphysiologischer Sicht ändert sich jedoch einiges. Welche Veränderungen treten ein? Was können wir dagegen tun?

Durch die Veränderung der Körperzusammensetzung kommt es zu einer Dysbalance der Körpermuskel- und Fettmasse. Die Fettmasse übernimmt einen höheren prozentualen Körperanteil und die stoffwechselaktive Muskelmasse reduziert sich. Dadurch entsteht schon bei gleich bleibender Ernährung und Bewegung ein Übergewicht. Ab dem 40. Lebensjahr sollte man pro Tag etwa 100 Kalorien reduzieren. Dies hört sich wenig an, jedoch pro Monat sind es 3000 Kalorien. Es benötigt beispielsweise 7000 Kalorien, um ein Kilo Körperfettmasse aufzubauen (siehe Grafik Seite 64). Dies würde also bedeuten, dass man im Schnitt, bei Nichtbeachtung dieser Reduktion von 100 Kalorien in drei Monaten etwa eineinhalb Kilo Körperfett zulegen würde. Unsere Formel aus dem Kapitel „Wie groß darf unser täglich Brot sein" bezieht deswegen auch das Alter in die Berechnung mit ein. Gerade im hohen Alter ist es wichtig, sein Gewicht zu kontrollieren, da sonst das Risiko für Diabetes oder Bluthochdruck sehr viel größer ist.

Durch verschiedene, auch teilweise erblich bedingte Erkrankungen, bekommen viele Menschen mit zunehmendem Alter Medikamente verordnet. Hier kommt es teilweise zu Wechsel- beziehungsweise Mangelwirkungen mit Lebensmitteln. Ich empfehle Ihnen daher dringend sich bei ihrem Arzt ausführlich über mögliche Wechselwirkungen mit Lebensmitteln zu informieren.

Was auch bis ins hohe Alter klappt, ist aber auch die Energieverbrennung, sprich der Sport. Die meisten meiner Patienten fangen nach den ersten Erfolgen auch mit regelmäßiger Bewegung an. Sie ist die zweite Säule beim Spiel mit den Kilos. Wir können nicht nur steuern, was wir an Kalorien zu uns nehmen. Wir haben es auch in der Hand, wie viele wir von diesen lästigen Dingern verbrennen. Ich arbeite seit Jahren mit einem absoluten Experten auf dem Gebiet zusammen, der es wie kein anderer schafft, Menschen auf die richtige Art zu motivieren. Dr. Tilo Gold zeigt, dass es jedem möglich ist, sich ausreichend zu bewegen – unabhängig von Alter und Gewichtsklasse.

Energieverbrennung: Bewegung mit Sinn

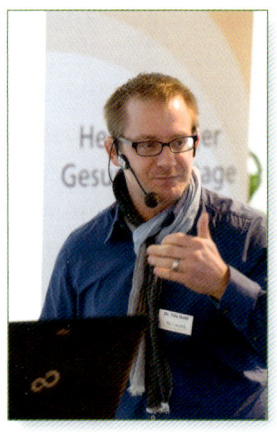

Tilo Gold (Dr. rer. soc.) besitzt ausgewiesene konzeptionelle und operative Expertisen im Bereich des betrieblichen Gesundheitsmanagements, die er als Dozent (u. a. lizensierter Trainer für Führungsthemen nach Dr. Matyssek sowie Stressmanagement nach Prof. Dr. Kaluza), Aus- und Fortbilder, Gesundheitscoach, Reiss Profile Master (Motivanalysen), Fachreferent sowie als Journalist und Buchautor erlangte. In seiner Freizeit ist er 100 Prozent Ehemann und Vater – darüber hinaus genießt und trainiert er Individualsportarten, insbesondere Judo. Dort war er viele Jahre als Landes- und Bundesligatrainer tätig. Aktuell ist er in seinem Heimatverein als Trainer und Vorstandsmitglied engagiert und im Verband im Ehrenamt für die Trainerausbildung zuständig. Für dieses Buch erklärt uns der Sportexperte, wie Bewegung die Gewichtsreduktion am effektivsten unterstützt.

„Gäbe es ein Medikament, das unser Herz stärkt, den Blutdruck senkt, den Blutfettspiegel günstig beeinflusst, die geistige Wachheit (zentral) fördert, peripher entspannend wirkt, die Belastbarkeit der Knochen und Sehnen verbessert, unsere Muskeln wachsen lässt und die Durchblutung fördert und, nicht zu vergessen, unser Leben verlängert, dabei ohne Nebenwirkungen ist. Was würden wir dafür bezahlen?"

Wildor Hollmann

Das Medikament gibt es, das Medikament kostet nichts, außer ein wenig Zeit. Es klingt unglaublich einfach. Mehr Bewegung steht für bessere Gesundheit. Doch wir leben in einer Welt, die auf die größtmögliche Bequemlichkeit ausgerichtet ist. Es wäre heute ohne große Probleme möglich, in vielen Berufen, den Alltag gänzlich ohne körperliche Anstrengung zu gestalten. Dagegen steht ein Körper, der evolutionsbedingt eigentlich darauf ausgelegt ist, praktisch den ganzen Tag zu rennen. Niemand, der nicht regelmäßig Sport treibt, schöpft somit das Potenzial seines Körpers aus. Das macht uns krank. Dabei ist es durchaus legitim, der Bewegung die Wirkung eines Breitbandtherapeutikums zuzuschreiben.

Gewichtsreduktion ist sicherlich auch ohne Sport möglich. Doch beim Kampf gegen den Bauchumfang sollte man sein schärfstes Schwert auf keinen Fall im Schrank lassen. Denn im Gesamtpaket der Gewichtsreduktion sind drei Säulen wichtig:

1. Ernährung

Im ersten Teil dieses Buches haben wir behandelt, wie wichtig es ist, dass am Ende des Tages die Energiebilanz stimmt, und wir nicht mehr Kalorien zu uns nehmen als wir verbrauchen.

2. Sport, Ausdauertraining und mehr Bewegung im Alltag

Die zweite Säule unterstützt den Beitrag zu einer negativen Energiebilanz, indem mehr Kalorien verbraucht werden. Ganz einfach: Wir verbrennen Energie und können daher auch mehr Körpermasse abbauen.

3. Krafttraining

Hier kommen wir zu einer oft unterschätzten Tatsache: Die Muskulatur ist überaus stoffwechselaktiv. Das bedeutet, dass durch eine Muskelmassenzunahme der Grundumsatz des Einzelnen gesteigert werden kann. Durch die größere Muskelmasse verbrennen wir ganz automatisch mehr Energie. 50 bis 60 Kalorien am Tag. Das klingt nach relativ wenig. Doch beim Kalorienverbrennen gilt genau das Gleiche, was auch für deren Aufnahme gilt: Das kleine Vieh macht auch Mist. Wenn wir jeden Tag 60 Kalorien unter unserem Gesamtenergiebedarf liegen, nehmen wir automatisch ab.

Mit der Unterstützung von Dr. Tilo Gold gehen wir in diesem Kapitel auf die zweite und dritte Säule der Gewichtsreduktion näher ein.

Sport

Wiederkehrende Bewegungsreize verbrennen Energie, so viel ist klar. Da wir uns in unserem Alltag sehr wenig bewegen, heißt Bewegung sehr häufig das Ausüben einer sportlichen Tätigkeit. Wenn es ums Abnehmen geht, steht hier bei annähernd jedem Diätratgeber eine Sache ganz oben: Cardio – das Ausdauertraining. Allerdings ist es in diesem Zusammenhang wenig zielführend, wenn sich jemand dazu zwingt, sich gewissen sportlichen Betätigungsfeldern zuzuwenden, die für ihn mehr Qual als Lust darstellen. Es ist wie mit unseren Diätplänen: Wenn wir dauerhaft auf etwas verzichten müssen, halten wir nicht durch. Seit 20 Jahren schreiben Diätratgeber aber leider immer noch das Gleiche. Die Ratschläge reichen oft nicht über die klassischen dreimal die Woche 30 Minuten Joggen hinaus. Wenn wir aber einfach keinen Bock auf Joggen haben, dann müssen wir Alternativen suchen. Fest steht: Bewegung – egal in welcher Form – macht glücklich. Ich höre das sehr oft von meinen Patienten: Dieser eine Moment, wenn der Schweiß tropft, nachdem man ein paar Kilometer gelaufen ist, oder im Schwimmbad zehn Bahnen mehr als vergangene Woche geschwommen ist. Der Stolz, die Befriedigung, etwas geschafft zu haben, ist unbeschreiblich. Studien haben längst erwiesen, dass die positiven Auswirkungen von Sport auf unsere Psyche beträchtlich sind. Das gilt für den 180 Kilo schweren Patienten mit Adipositas Grad 3 genauso, wie für die 22-jährige Sportstudentin mit ihren 51 Kilogramm Lebendgewicht.

Die Palette an sportlichen Betätigungsfeldern ist breit. Es gibt unzählige Angebote und Bewegungsformen, die vom Inline-Skaten bis zum urbanen Hindernislauf Parcours reichen. Also wie finde ich das Ding, bei dem ich dabei bleibe? Hilfreich sind hierbei oft Fragen wie: „Was hat mir früher – vielleicht schon als Kind – Spaß gemacht?" Die meisten Sportarten sind auch später noch ohne Weiteres möglich, vorausgesetzt, man passt die Intensität dem eigenen Leistungsvermögen an. Egal wo man anfängt: Jeder Meter, jeder Tropfen Schweiß, jede Sekunde an der frischen Luft ist ein Schritt in die richtige Richtung. Allerdings empfehle ich bei längerer, sportlicher Abstinenz den eigenen Gesundheitszustand durch einen Arzt prüfen zu lassen.

Bewegung im Alltag

Doch es muss nicht immer gleich Sport sein. So einfach es ist, seinen Alltag gänzlich ohne Bewegung zu gestalten, so leicht ist es, die Bewegung in den Alltag wieder zu integrieren. Der Einsatz sogenannter „lifestyle activities" unterstützt den Verbrauch von Energie.

Dr. Tilo Gold hat für uns hierzu einige Anregungen:

Schon 30 min Bewegung an drei Tagen pro Woche fördert die Gesundheit. Gehen sie ihren Arbeitsalltag einmal durch. Fragen Sie sich Folgendes: Gibt es irgendwo Fahrstuhlfahrten, die ich durch Treppensteigen ersetzen kann?

Denken Sie an Ihren Einkauf: Könnte man die Einkäufe nicht auch zu Fuß erledigen? Bei dreimal Einkaufen pro Woche wäre das schon mindestens eine Stunde Bewegung.

Was einigen meiner Patienten ungemein geholfen hat, war das schlichte Abstauben ihres alten Drahtesels, der vor Jahren im Keller geparkt wurde. Wenn es eine Möglichkeit gibt, den täglichen Weg zur Arbeit – zumindest in den wärmeren Monaten – mit dem Fahrrad zu bestreiten: Tun Sie es! Diese Umstellung allein kann Großes bewirken. Außerdem ist Radfahren gelenkschonend und man kommt einfach schneller voran.

Ausdauertraining

Das Ausdauertraining ist Krafttraining für die Herzmuskulatur. Neben zahlreichen positiven Effekten für den allgemeinen Gesundheitszustand, wie der

- Vorbeugung von Zivilisations- und „Alterserkrankungen"
- Verzögerung des Alterungsprozesses
- Optimierung der Herzleistung
- Stärkung des Immunsystems
- Geringeres Risiko für Demenzerkrankungen
- Linderung von Depressionen

unterstützt ein Ausdauertraining die Gewichtsreduktion, indem mehr Energie verbraucht wird.

Wie gesagt ist dabei das Ausdauertraining mehr als „nur" Laufen. Es gilt auch hier die Prämisse. Man kann Methoden aus dem Ausdauertraining sowohl bei der Gymnastik, beim Radfahren, Schwimmen oder auch Rudern und Skilanglauf anwenden. Was beim Ausdauertraining oft nicht fehlen darf: Der Knopf im Ohr. Fast alle meine Patienten, die regelmäßig Ausdauertraining machen, hören dabei ihre Lieblingsmusik. Einige achten sogar darauf, dass sie Musik auf ihrem Mp3-Player haben, die ungefähr dem Trainingsrhythmus entspricht.

Das kann ungeheuer motivierend sein – wobei von der Nutzung während des Bahnenschwimmens selbstverständlich abzuraten ist.

Zur Steuerung der Intensität eines Ausdauertrainings ist es praktikabel, die Herzfrequenz (den Puls) als Referenz einzusetzen. Neben der Berücksichtigung des eigenen Fitness- und Gesundheitszustandes kann als Faustformel 180 minus Lebensalter gelten. Allerdings ist es durchaus sinnvoll, in den eigenen Körper zu horchen und die Belastung beziehungsweise die Geschwindigkeit, mit welcher man sich beim Ausdauertraining fortbewegt, der Tagesform anzupassen.

Für ein wirkungsvolles Ausdauertraining hat Dr. Tilo Gold folgende Tipps:

- Feste Trainingstage einrichten: Wenn das Training als Termin in ihrem Kalender steht, gibt es keine Ausreden.
- Was die Dauer angeht reichen anfangs schon zwei- bis dreimal pro Woche laufen, radfahren, inline-skaten oder schwimmen, für 20 bis 30 Minuten. Später kann die Dauer nach Kondition ausgeweitet werden.

- Trainieren Sie niemals bei Fieber! Trainingswiederaufnahme: X Tage Fieber = X Tage Trainingspause.
- Nur regelmäßiges Training bringt Fortschritte!
- Das Tempo tötet, nicht die Strecke! Wenn Sie sich während des Trainings zu schlapp fühlen, laufen Sie langsamer.
- Erst öfter, dann länger, dann intensiver trainieren

Krafttraining

Was bei vielen Diätratgebern unter den Tisch fällt: Mehr Muskeln bedeutet, dass auch im Ruhezustand mehr Energie verbrannt wird. Dieser erhöhte Grundumsatz stellt eine weitere Säule bei der Gewichtsreduktion dar. Je nach Studie werden unterschiedliche Zahlen genannt. Unabhängig davon unterstützt ein Krafttraining die Gewichtsreduktion, indem die Muskeln aufgebaut werden und beim Training bereits Energie verbraucht wird. Wichtig bei der Aufnahme eines Krafttrainings: Es sollten unbedingt Experten zu Rate gezogen werden. Bei der falschen Belastung des Körpers kann mehr kaputt gemacht werden, als im Endeffekt dabei erreicht wird.

Im Folgenden ist beispielhaft die mögliche mittelfristige Planung eines Krafttrainings dargestellt. Empfehlenswert ist grundsätzlich ein Ganzkörpertraining, in welchem etwa acht bis zehn Übungen für alle großen Muskelgruppen im Körper durchgeführt werden:

- Beine (Beuger und Strecker)
- Rücken (oberer Rücken, seitlicher Rücken, unterer Rücken)
- Brust
- Schulter
- Arme
- Bauch

Hierzu sollten Sie sich von einem Fachmann (Gymnastiklehrer, Physiotherapeut, Sportwissenschaftler) beraten lassen.

Zielführend ist außerdem eine intelligente Planung:

Stufe 1: *Anpassungs- und Gewöhnungstraining*

Wiederholungen: 20 bis 25, langsame bis zügige Ausführung, bei der Belastung aus-, bei der Entlastung einatmen.

Intensität: Ausbelastungswiederholungen = das Gewicht wird so gewählt, dass die Wiederholungszahlen möglich sind und eine muskuläre Ermüdung eintritt, also an seine Grenzen stößt.

Sätze: etwa 2 bis 3

Pause: 2 bis 3 Minuten zwischen den Sätzen

Häufigkeit: ein bis zweimal pro Woche

Dauer: 4 bis 6 Wochen

Stufe 2: *Kraftausdauertraining*

Wiederholungen: 15 bis 20, langsame bis zügige Ausführung, bei der Belastung aus-, bei der Entlastung einatmen.

Intensität: Ausbelastungswiederholungen = das Gewicht wird so gewählt, dass die Wiederholungszahlen möglich sind und eine muskuläre Ermüdung eintritt.

Sätze: etwa 2 bis 3, später 3 bis 5

Pause: 1,5 bis 2 Minuten zwischen den Sätzen

Häufigkeit: zweimal pro Woche

Dauer: 3 Monate

Stufe 3: *Muskelaufbautraining*

Wiederholungen: 8 bis 15, langsame bis zügige Ausführung, bei der Belastung aus-, bei der Entlastung einatmen.

Intensität: Ausbelastungswiederholungen = das Gewicht wird so gewählt, dass die Wiederholungszahlen möglich sind und eine muskuläre Ermüdung eintritt.

Sätze: ca. 2 bis 3, später 3 bis 5

Pause: 2 bis 3 Minuten zwischen den Sätzen

Häufigkeit: zwei bis dreimal pro Woche

Dauer: 2 Monate

Dann wieder Start mit Stufe 2.

Der innere Schweinehund

Aber was sind schon gedruckte Worte, wenn man einem so furcht-einflößenden Gegner gegenüber steht, der uns beim leichtesten Nieselregen vor den Fernseher kettet, um sich die Wiederholung von „Bauer sucht Frau" zu genehmigen, während wir uns aus lauter schlechtem Gewissen eine Tüte Kartoffelchips in den Rachen schieben – es steht ja „light" drauf. Wer kennt sie nicht, die unglaublich mächtige Kraft, die einen immer wieder davon abhält, seine Ziele, Vorsätze oder Planungen nachhaltig zu verfolgen. Der innere Schweinehund sitzt in jedem von uns. Ihn zu besiegen ist nicht einfach. Aber glauben Sie mir – und entschuldigen Sie meine Ausdrucksweise – es gibt kein besseres Gefühl als diesem Vieh in den Arsch zu treten.

Im Folgenden erhalten Sie praxisbewährte Tipps, wie Sie Ihren „inneren Schweinehund" überwinden können beziehungsweise sich ihn zum Freund machen und Ihr Vorhaben zur Erfolgssicherung richtig planen.

Die richtige Planung

Hilfreich sind immer kleine konkrete Pläne. Etwas das aufgeschrieben wurde, wird eher eingehalten. Sie sollten diese einfach in den regelmäßigen Tagesablauf einbinden. Gerade bei neuen Verhaltensweisen gelingt dies durch konkrete Pläne. Praktisch bewährt hat sich die 3 P-Regel:

P – wie passend

Ihre neue (körperliche) Tätigkeit sollte zu Ihnen passen – zu Ihnen als Person, zu ihren Neigungen, zu Ihren Wünschen und zu Ihren Bedürfnissen. Nur was sich irgendwie gut anfühlt, wird durchgehalten.

P – wie praktikabel

Hier gilt es, darauf zu achten, dass Ihre Tätigkeit auch mit Ihren Ressourcen vereinbar ist. Dies betrifft sowohl die zeitlichen, als auch die finanziellen Möglichkeiten. Gerade im Bereich der körperlichen Aktivitäten sollen auch die persönlichen Fähigkeiten beachtet werden. Wichtig dabei ist: Keine Ausreden. Es gibt keinen Beruf auf dieser Welt, in dem kein Platz für Bewegung ist.

P – wie präzise

Der Verhaltensplan sollte so konkret wie möglich präzisiert werden und damit auch überprüfbar sein. Was mache ich wann? Wo? Mit wem? Und wie lange? Wichtiger Tipp hierbei: Gemeinsam macht es mehr Spaß. Suchen Sie sich wenn möglich Trainingspartner. Gegenseitige Motivation funktioniert wunderbar!

Ziele und Motive

„Nur wer sein Ziel kennt, findet den Weg." Sagt schon ein altes chinesisches Sprichwort von Lao-Tse. Entsprechend ist es auch sinnvoll, sich ein richtiges Gesundheitsziel zu setzen. Bei Gesundheitszielen geht es darum, dass Sie sich im Klaren darüber werden, was Sie sich eigentlich wünschen. Möchte ich keine Blutdrucktabletten mehr nehmen? Wie viele Kilos will ich abnehmen? Bei der Zielsetzung gibt es einige Kriterien, die Sie beachten müssen:

Annäherungsziele statt Vermeidungsziele

Wenn Sie zum Bäcker gehen, sagen Sie nicht: „Ich möchte kein Kartoffelbrot und auch kein Baguette. Auch möchte ich kein Mohnbrötchen." Sie sagen, was Sie möchten! Wie viele Kilo runter, bis wann?

Handlungsziele statt Wunschziele

Genauso wenig sollten Sie sich etwas wünschen, sondern klar ausdrücken, was Sei erreichen möchten und was durch eigenes Tun erreichbar ist.

Persönliche Attraktivität

Wenn Sie sich vorstellen, das Ziel erreicht zu haben, sollte dies positive Gefühle in Ihnen auslösen. Es ist ein unglaublicher Motivationsfaktor, wenn Sie sich vorstellen, wie schön es ist, Ihrem Ziel näherzukommen.

Setzen Sie Ihre Ziele in SMART

Vielleicht kennen Sie auch die Sprache der Unverbindlichkeit: „Ich sollte mehr Sport machen, ich könnte vielleicht anfangen, zu joggen, und außerdem müsste ich mal eine Diät machen." „Man sieht sich, bis dann!"

So ist der Konjunktiv „man" der Persilschein für das persönliche Passivbleiben. Mit diesen Aussagen werden Sie nicht erfolgreich arbeiten können. Sie sollten Ihre Ziele nach der SMART-Formel formulieren.

S = spezifisch	konkret und präzise
M = messbar	überprüfbar
A = Aktion	Was werde ich tun?
R = Realistisch	Machbar
T = Terminiert	Verbindliche Zeitpunkte

Beschäftigen Sie sich mit Ihrem Gesundheitsziel. Durch das Aufschreiben denken Sie auf andere Weise über die Zukunft nach, werden konkreter und überlegen genauer, welche Schritte Sie als nächstes in Angriff nehmen müssen. Stellen Sie sich ihren Abnehmprozess als Projekt vor.

Wichtig für die konstante Motivation ist, sich von vornherein auf Hindernisse und Versuchungen einzustellen. Sie wissen: Anfangen ist relativ einfach. Die Kunst liegt im Dabeibleiben.

Die folgenden Tipps sollen Ihnen dabei helfen:

Selbstverpflichtung

Machen Sie ihr Ziel und ihren Plan so öffentlich wie möglich – je größer der positive öffentliche Druck, desto besser.

Training

Gewohnheiten zu ändern ist eine Fertigkeit, und wie jede Fertigkeit braucht sie Übung.

Nehmen Sie sich für die Gewohnheitsänderung erst einmal Zeit – beispielsweise für 30 Tage. Versuchen Sie, die neue Gewohnheit an jedem einzelnen Tag auszuüben. Bei Rückschlägen ärgern Sie sich nicht, sondern machen Sie am nächsten Tag einfach weiter. Es gibt keine Projekte ohne Rückschläge.

Dokumentation

Protokollieren Sie die Fortschritte täglich! Machen Sie sich Notizen vor dem Zubettgehen, das wird Sie motivieren und Ihnen im Rückblick Zuversicht geben.

Fokus

Es ist extrem wichtig, sich während der ersten Zeit auf die eine Gewohnheitsänderung zu konzentrieren. Beispiel: Hängen Sie sich ein Poster über den Schreibtisch, das Sie an ihr Projekt erinnert. Manche meiner Patienten hängen sich auch den Trainingsplan neben den Badezimmerspiegel.

Visualisierung

Stellen Sie sich selbst vor, wie es ist, wenn Sie Ihr Ziel erreicht haben. Probieren Sie aus, welche Bilder Ihnen am besten helfen. Von solchen Bildern geht eine enorme Kraft aus.

Positives Denken

Glauben Sie selbst daran, dass Sie Ihre Gewohnheiten ändern können. Ignorieren Sie die negativen Gedanken und ersetzen Sie diese durch positive „Mutmacher-Gedanken". Aktivieren Sie sich durch Musik oder pushen Sie sich mit Gedanken wie „Ich werde immer besser!". Das Schöne ist, dass ich mittlerweile behaupten kann, dass wirklich jeder es schaffen kann durch Ernährung und Bewegung sein Leben zu verbessern.

Gemeinsam sind wir stärker

Ein Partner oder eine ganze Gruppe, die dieselben Ziele hat, kann Ihnen immer helfen. Wenn andere die Herausforderung teilen, wird es einfacher und es gibt jemanden, der Sie antreibt.

Planen

Tragen Sie die Gesundheitstermine in den gleichen Kalender ein, in dem auch die beruflichen Termine organisiert sind.

Gewichten

Geben Sie den Gesundheitsterminen das gleiche Gewicht wie wichtigen beruflichen oder persönlichen Terminen, zum Beispiel dem Arztbesuch.

Abschirmen

Erklären Sie diesen Termin für „unantastbar", zum „heiligen Termin", an dem sich nicht rütteln lässt.

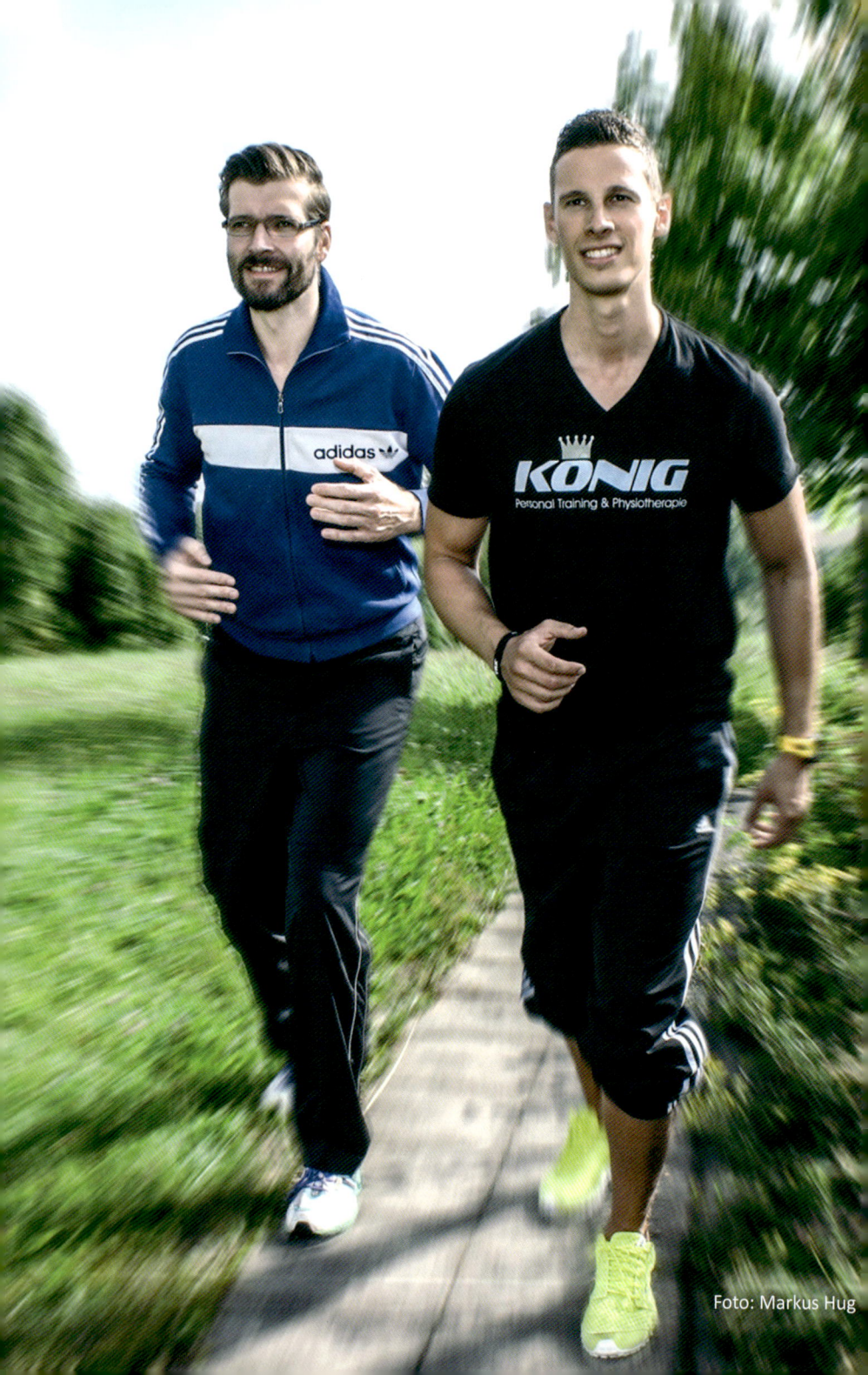

Foto: Markus Hug

Was sagen die, die es erlebt haben?

Ich kann Tage damit verbringen, über meine Methoden und Erfahrungen zu erzählen, dennoch ist es mir nicht möglich zu 100 Prozent wiederzugeben, was genau in den Menschen vorgeht, mit denen ich täglich arbeite. Darum will ich Ihnen drei Menschen vorstellen, die nicht nur sehr glücklich damit sind, einige Dinge in ihrem Leben und ihrer Ernährung geändert zu haben, sie sind auch drei Menschen, die mich in meiner Arbeit inspiriert haben, die mich wirklich beeindruckten. Nicht, weil Sie mit verbissenem Gesichtsausdruck jeden Tag auf dem Laufband standen und nur noch von Wasser und Brot lebten, sondern weil sie es geschafft haben, echte Freude an der Veränderung ihres Lebensstils zu entwickeln – mit gutem Essen, das satt macht und etwas mehr Bewegung. Die drei haben nicht nur innerhalb von zwei Jahren zusammen rund 150 Kilogramm abgenommen, sie hatten wirklich Spaß dabei. Ich stelle Ihnen die drei vor, weil ich denke, dass sie einen ehrlichen Eindruck davon vermitteln können, dass es keinesfalls einfach ist, den Kampf gegen sich selbst und das Übergewicht zu gewinnen. Die drei Geschichten machen aber deutlich, dass man keinesfalls allein an der Front steht. Alle drei wurden – nachdem Sie mit der Therapie begonnen hatten – von ihren Kollegen, von Freunden und Familie unterstützt. Manchmal ist es ein kluger Chef, der den Stein ins Rollen bringt, manchmal ist es die besorgte Ehefrau. Für Sie könnte es dieses Buch sein. Hier die Geschichten von Silke, Sebastian und Thomas.

Die Interviews führte Benjamin Breitmaier

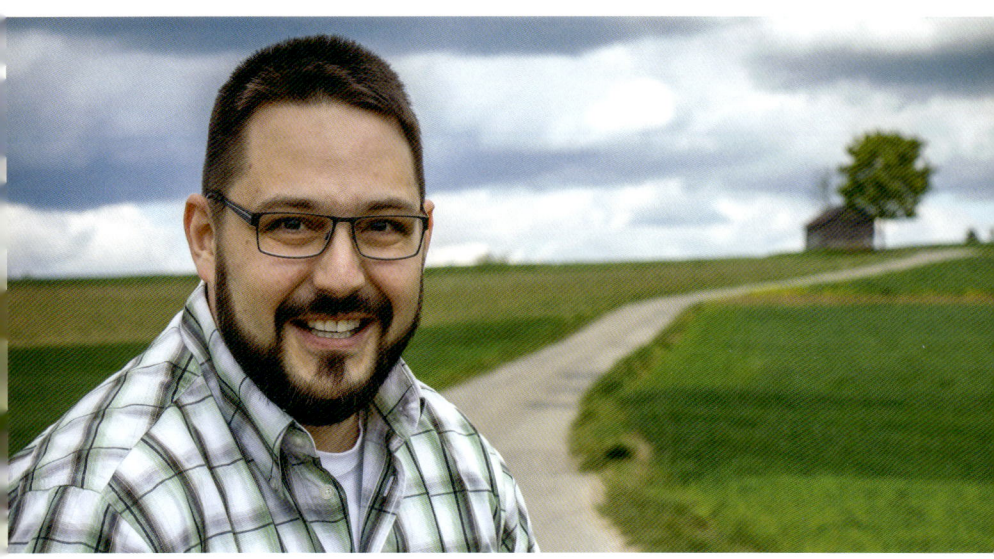

Sebastian Schnabel ist 27, ein kluger junger Mann mit ansteckendem Lächeln. Er arbeitet als Außenhandels-Kaufmann in einem Unternehmen im Kreis Calw. Er mag seinen Job, er mag seine Kollegen, seine Kollegen mögen ihn. Sebastian sitzt aber jeden Tag acht Stunden vor dem Computer. Bevor Sebastian zu mir kam, wog er bei einer Körpergröße von 1,78 Metern 150,1 Kilogramm - Tendenz steigend. Er hatte sich damals „ein Stück weit aufgegeben", wie er sagt.

Sebastian, wie sah damals Deine Situation aus? Wie war das Leben mit Übergewicht?

Gestartet sind wir damals bei 150,1 Kilogramm. Es war eher so, dass es immer mehr wurde. Bei diesem Gewicht fallen dir die alltäglichen Dinge immer schwerer. Treppenlaufen ist das klassische

Beispiel. Treppensteigen oder der steile Weg zu meiner Garage sind schon Herausforderungen. Wenn du da oben ankommst, brauchst du erstmal ein Sauerstoffzelt. Oder allein die Schuhe zuzubinden, Zehennägel schneiden - alles wird immer schwieriger und sieht gelinde gesagt, wenig elegant aus. Irgendwann hat man ein gestörtes Selbstbild. Es ist ein schleichender Prozess. Man merkt nur bedingt wie groß das Problem mit der Zeit wird. Ich hab mich damals nicht so eingeschätzt, wie ich wirklich war. Beim Zurückblicken denke ich: Junge du warst wirklich fett.

Ok, wann kam der Punkt, an dem Du etwas ändern wolltest?

Der Auslöser war mein Chef, dafür bin ich ihm heute noch sehr dankbar. Er kam vor Weihnachten 2013 auf mich zu, ob ich nicht mal daran gedacht habe, für meine Gesundheit etwas zu tun. Er hat damals bei einem Vortrag bei der IHK von Sven Bach erfahren. Er wollte es mir ermöglichen bei Sven eine Therapie zu machen. Ich hatte über Weihnachten Zeit es mir zu überlegen obwohl die Entscheidung bereits gefallen war. Einzige Bedingung: Ich muss es zu 100 Prozent durchziehen. Mit dem Wissen, dass sich Profis meinem Problem annehmen, gab es keine Zweifel an dem Erfolg. Ein großes Problem ist, dass man sich sonst nie sicher ist, ob man das Richtige tut oder wie man das Ziel erreicht.

Hast Du damals nie über Diäten nachgedacht?

Naja, ich bin jetzt nicht der typische Brigitte-Leser, der zig Diäten ausprobiert. So richtig hab ich es nie wirklich versucht. Mal versucht etwas weniger zu essen, was nicht funktioniert hat und irgendwann kommt dann das „scheißdrauf". Ich habe dann meine schlechte Laune mit Essen kompensiert. Natürlich fragte ich mich manchmal: „Warum ess' ich jetzt eine ganze Familienpizza?" Aber dann würgt man das runter und kommt dann in einen Kreislauf. Es gab Tage, da hab ich mir einfach gesagt: „Alter, jetzt lad ich mich komplett voll, und hau mich dann ins Bett." Aber als mein Chef die Situation angesprochen hat, bin ich ins Überlegen gekommen. Seine Initiative hat mir gezeigt: „Ok, der Mann will in mich investieren. Er tut sehr viel für uns. Aber selbstverständlich macht er das auch, damit er etwas davon hat. Heute bin ich weniger krank und habe weniger Ausfallzeiten. Das ergibt für beide Seiten Sinn.

Wie ging es dann konkret mit der Therapie los?

Mein Chef hat einen Termin mit Sven und Tilo vereinbart. Es ging erstmal um's Kennenlernen. Das war in Althengstett bei Calw. Ich bin ehrlich gesagt mit sehr gemischten Gefühlen da rein gegangen. Ernährungsberater klingt immer so nach „Körner fressen". Lass bloß dein Schnitzel weg und iss nur noch Haferschleim. Aber das Gespräch war wirklich gut, Sven hat mir seine Philosophie vorgestellt. Grundumsatz - so viel verbrauchst Du, und gegenüber-

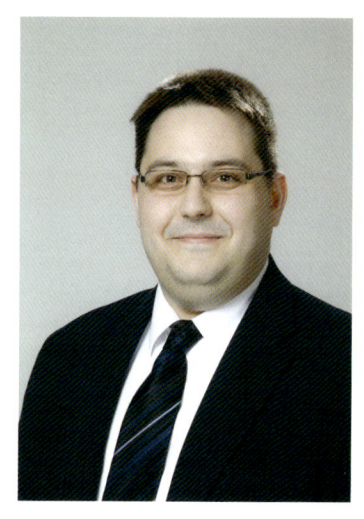

Sebastian, 2013
Foto: karl huber fotodesign

gestellt so viel isst Du. „Wenn das sich hier nach Körnerfressen anhört bin ich weg", hab ich fast direkt gesagt (lacht). Ich bin auch so ein kleiner Red-Bull-Süchtiger. Ohne das ging es damals nicht. Heute ist das kein Problem mehr und ich trinke viel weniger davon da ich mir auch sehr bewusst wurde, wie viele Kalorien das Zeug hat. Durch die Therapie hat sich das Denken komplett verändert. Aber Wasser hat einfach einen beschissenen Geschmack. Deswegen hab ich zu Sven gesagt: Red Bull muss sein!

Wie ging Sven damit um, wie war der Ansatz?

Die Sache mit dem Red Bull war bei unserer zweiten Sitzung auch Thema. Sven hat aber zuerst eine Anamnese gemacht. Er hat sich also angehört, was, wann, wie viel und warum gegessen wird. Er hat sich das alles notiert und dann gleich gesagt: Das ist zu viel. Wenn mich nicht alles täuscht, waren wir bei 3500 bis 4000 Kalorien am Tag. Hauptprobleme waren die Getränke. Ich hab damals bis zu vier Liter Eistee am Tag in mich hineingeschüttet. Und die Masse beim Essen: Drei Brötchen zum Frühstück, mittags nichts, aber dann abends volle Kanüle warm gegessen. Dazwischen waren die Snacks: Schokoriegel, Gummibärchen. Vor allem Chips waren ein großes Thema. Daraufhin hat Sven begonnen meinen Ernährungsplan zu erstellen.

Was er als allererstes gemacht hat: Er hat das Red Bull aufgeschrieben und umkringelt. Anstatt zu sagen, es ist Schluss mit dem Zeug, hat er aber einfach nur gesagt, es sollte erstmal nur ein Red Bull am Tag sein. Das hat mich sehr beeindruckt, dass er das mit aufgenommen hat. Das fand ich cool.

Kein Mittagessen? Was hast Du denn dann abends gegessen, dass es derart zu viel war?

Das waren Unmengen an Nudeln. Dazu auch schonmal drei Schnitzel im Ausnahmefall. Es war schon auch abwechslungsreich. Meine Achillesferse war der Käse. Ich bin ein echter Käsejunkie. Man kann alles überbacken, man muss es nur wollen (lacht). Mit Käse da kriegst du mich. Das ist auch das Einzige bei den Mengenangaben aus Svens Ernährungsplan, das ich nicht ganz so genau umgesetzt habe.

Aber ihr habt doch sicher auch irgendwann aufgehört zu reden, und seid an die Arbeit gegangen oder?

Ja, dann ging's los. Da Sven wusste, dass ich nicht gerne süß frühstücke, hat er mir etwas Herzhaftes aufgeschrieben. Dann wollte er, dass ich mittags anfange etwas zu essen. Er hat mir für morgens zwei und mittags ein drittes belegtes Brot aufgeschrieben. In der Anfangsphase war bei meinem Gewicht wichtig, dass die Mengen an Butter und Wurst ziemlich genau rationiert waren. Dann ging's ans Abendessen. Da war ich dann zum ersten Mal echt schockiert. So 100 Gramm trockene Nudeln sind erstmal nicht wirklich der Knüller. Früher hab ich in einer Sitzung manchmal 250-300 Gramm verdrückt, was soll's. Da wirst du niemals satt, hab ich gedacht. Aber ich hab's durchgezogen. Zu den Nudeln kamen 200 Gramm Fleisch und Soße, die Sven mir aufgeschrieben hat. Nudeln mit Hackfleisch und Gemüse. Am Ende kam ein echt gehäufter Teller raus (siehe Bild). Zu meiner Überraschung: Nach dem Teller war ich satt. Gebraucht habe ich eigentlich nicht mehr. Klar hätte ich weiter essen können aber gebraucht habe ich nicht mehr. Es ging dann relativ schnell von „ach du scheiße" bis hin zu „naja ok". Das war meine erste Erfahrung mit dem Ernährungsplan und Svens Philosophie. Von den anfänglichen 3500 bis 4000 Kalorien blieben noch 2500 Kalorien im Plan. Darin enthalten waren 200 Bonuskalorien, mit denen ich machen konnte, was ich wollte.

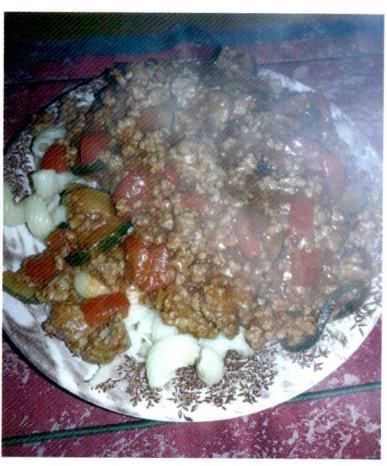

200 Gramm Nudeln und 200 Gramm Fleisch und Soße – Sebastians erstes Essen a la Sven Bach. Anfangs dachte er: „Da wirst du niemals satt." Er hat sich geirrt.

Foto: privat

Auf einen Schlag mehr als 1000 Kalorien weniger am Tag zu essen, muss schwer sein? Wie hast Du das hingekriegt?

Ganz ehrlich, es war okay. Beim zweiten Treffen hab ich zum Beispiel zu Sven gesagt: „Ich will gern wieder Döner essen, geht das?" Sven hat gerechnet: Etwa 800 Kalorien, „komm das geht, das kann man einmal in der Woche machen", war seine Antwort. Wenn ich Lust auf nen Döner hab, dann ess ich einen Döner. Er kommt nicht mit der Methode: Iss jetzt nur noch gesunde Sachen vom Biobauer. Das macht es einem einfacher. Natürlich kannst Du auch zehn Wochen Kohlsuppe essen, aber dann haust Du es dir mit Sicherheit hinterher wieder drauf. Im Prinzip verzichte ich auf nichts, nur auf die Menge. Das ist das, was die Leute am wenigsten glauben können. Meine Kollegen fragen mich immer: „Und steht dir das Gemüse schon zum Hals raus?" Ich sag dann: „Eigentlich nicht". Ich esse zwar ein bisschen mehr Salat, denn Salat macht gut satt. Aber ich esse eigentlich alle anderen Dinge weiterhin. Aber wenn Salat, dann ohne Joghurt-Dressing, kleiner Tipp (lacht).

Erste Ergebnisse?

Mit dem ersten Ernährungsplan hab ich bis zum 25. September 2014 gearbeitet. Das waren sechs Monate. Angefangen hatte ich im Februar. Sechs Monate, und ich nahm wirklich 25 Kilo ab. Am Anfang siehst du das nur auf der Waage, da waren schon nach zwei drei Wochen die ersten kleinen Erfolge da. Ich habe auch angefangen leichten Sport zu treiben. Im Fitnessstudio mit etwas Ausdauertraining und Muskelaufbau. Das war dreimal die Woche eine bis eineinhalb Stunden reine Trainingszeit.

Ok, das hört sich schon alles ziemlich lässig an, es muss doch auch harte Zeiten gegeben haben?

Ohja, die eineinhalb Monate bevor wir im September einen neuen Ernährungsplan ausarbeiten wollten, waren die Hölle. Ich hatte es von 150,1 Kilo auf 122 runter geschafft. Aber dann: zwei Monate Stillstand. Ich hab es einfach nicht hinbekommen, die verdammte 120 zu unterbieten. Das macht einen wahnsinnig. An der Stelle hat mir Tilo sehr geholfen. Er hat es geschafft, mir die Motivation zurückzugeben. Nicht vergessen darf man in diesen Zeiten den Einfluss von Freunden und Familie die weiterhin an einen glauben und einem dadurch zusätzlich Auftrieb geben. Es ging weiter. Sven hat eingegriffen. Wir haben den Ernährungsplan angepasst. Er hat das Frühstück halbiert. Zusätzlich gab es morgens einen Eiweißshake und ich sollte drei Liter Wasser am Tag trinken. Das ist viel für jemanden wie mich. Aber: einen Liter Wasser zu trinken, heißt umgerechnet etwa so viel wie 100 Kalorien, die du verbrauchst. Am 27. Oktober hab ich mich wieder gewogen. Einen Monat, nachdem wir den Plan angepasst hatten. Danach: direkte Mail an Sven, die 120 Kilo sind besiegt. Es dauerte keine einein-halb Stunden, bis er bei mir anrief: „Sauber!" Jetzt kann's weiter gehen. Sven freut sich wirklich mit dir über jedes Ergebnis. Die „1" war mit vorne dran zu sehen. Das war das Wichtigste. Dann wur-de ich krank. Zwei Monate Pause. Erst Anfang Dezember bin ich wieder zum Trainieren gegangen. Trotzdem waren wir bei 114,5 Kilogramm. Insgesamt hatten wir innerhalb von 9 Monaten 36,6 Kilo geschafft. Wir haben viel erreicht, aber haben noch viel viel mehr vor. Was ich extrem cool fand: Das viszerale Fett, also das wirklich gesundheitsgefährdende Fett, lag, als wir angefangen hat-ten bei einem Wert von 19. Ab 12 spricht man von hoch, aber jetzt bin ich bei 11. Das war extrem wichtig, dass dieser Wert sinkt. Das hat mich am meisten gefreut. Rein statistisch habe ich damit 15 Jahre an Lebenserwartung gewonnen. Ich wurde mir damals erst bewusst, was das für Folgen haben kann. Man will das sonst nicht hören. Sven hat am Anfang mit den möglichen Folgen eines so ho-hen Viszeralfettanteils hinterm Berg gehalten, um mich nicht zu erschrecken. Die positive Wirkung hat mich dann im Nachhinein aber schon beeindruckt.

Wie geht's jetzt bei Dir weiter?

Wir haben uns für 2015 vorgenommen mehr auf den Fettanteil zu gucken. Tilo hat mir einen Trainingsplan gemacht, der sehr auf Muskelaufbau eingeht. Mein Ziel wäre auf 15 bis 20 Prozent Körperfett zu reduzieren. 15 ist das Endziel, da fehlen noch 12 Prozent aber es ist machbar. Ich setze mich da nicht unter Druck, das kann auch noch nächstes Jahr werden.

Warum glaubst Du, hat die Methode von Sven bei Dir funktioniert?

Ich glaube, es hängt damit zusammen, dass die Lebensqualität nicht durch ständigen Verzicht leidet. Bei Diäten verlierst du an Lebensqualität. Sven hat mal gesagt, du kannst deine 2500 Kalorien auch in Snickers-Riegeln essen, völlig egal, Ende der Durchsage. Wenn du mehr verbrennst als du zu dir nimmst, gut. Wenn du mehr frisst als du verbrauchst, schlecht. Aber Sven macht einem halt deutlich, dass schon ein Snickers-Riegel die Energie von einem kleinen Mittagessen hat. Mit der Zeit hab ich auch meine Nahrungsmittel nicht mehr gewogen, weil man ein Gefühl dafür entwickelt. Das hat den Erfolg gebracht, essen, was man will. Sonst zieht das kein Mensch ein Jahr oder länger durch. Natürlich gibt es Tage, da fällst du in die alten Muster zurück. Aber am nächsten Tag hab ich dann aufgepasst und weniger gegessen. Als ich das Sven erzählt habe, hat er gestrahlt. „Du hast verstanden, um was es geht", hat er gesagt.

Etwas anders zeichnet sich die Situation meines Patienten **Thomas Schneider**. 50 Jahre alt, Banker, erfolgreich. Thomas ist das, was man als „mitten im Leben" bezeichnen würde. Er war nicht krankhaft übergewichtig, aber doch unzufrieden mit sich. Eine 60 Stunden Woche hat oft einen Preis, den der eigene Körper zahlen muss. Problem sind schnelle Mahlzeiten, ohne groß darüber nachzudenken. Noch wichtiger: Aus dem Kapitel „Warum sind wir zu dick?" wissen wir, dass der Körper unter Stress anfängt zu lügen. Harte geistige Arbeit macht Hunger, der eigentlich nicht notwendig ist. Bei Thomas Schneider war das ganz genau das Problem. Er hatte einige Diäten probiert, die ihm alle sagten: Iss abends nichts mehr. Doch um halb acht Uhr war die einzige Zeit, in der Thomas – mit ordentlich Heißhunger – essen konnte. Alles was die Diäten ihm sagten war, er dürfe nach 18 Uhr nichts mehr essen. Alles andere ergebe keinen Sinn. Ich hab ihm gesagt: Essen Sie um 18 Uhr, oder um 22 Uhr, völlig egal, das macht gar nichts. Achten Sie nur auf ihre Tageskalorien.

Thomas: Ich hab erst gedacht, das kann doch nicht sein. Dann hat mir Sven das mit Zahlen erklärt. Ich fand das hochinteressant. Sie können sich vorstellen, dass Zahlen mein Ding sind. Wenn ich mir zum Beispiel jeden Abend ein Glas Wein gönne, sind das gleich mal 200 Kalorien. Dann hab ich 200 Kalorien zu viel, jeden Tag, 365 Mal im Jahr. Da bin ich dann bei 73.000 Kalorien im Jahr. Ein Kilo Fett speichert 7000 Kalorien. Ergebnis: Eine Gewichtszunahme von mehr als 10 Kilo im Jahr, nur weil man 200 Kalorien am Tag über die Verhältnisse lebt.

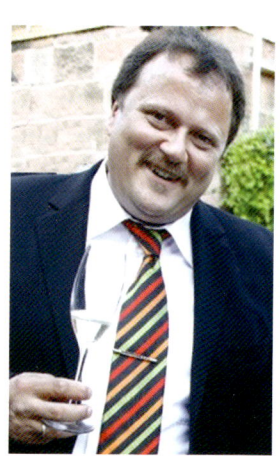

Thomas Schneider, 2013
Foto: privat

Dann haben wir uns gefragt, was bei mir das Problem ist. Ich bin eher der Biertrinker, Wein kann es also nicht sein (lacht). Nach einiger Suche haben wir auch bei mir ein paar Problemstellen ausgemacht. Zum Beispiel: Jedes Mal, wenn ich nachhause kam, hatte ich unglaublichen Hunger. Aber oft, war das Essen noch nicht fertig. Ich bin dann immer an den Kühlschrank gegangen und habe mir einen Landjäger geholt. Die Dinger haben unglaublich viele Kalorien. Sie bestehen praktisch nur aus Fett. Das war eine meiner Sünden. Wenn ich heute auf das Essen warte, esse ich halt einen Apfel.

Sie sehen nicht aus, als hätten Sie schon einmal Gewichtsprobleme gehabt. Wie kam es dazu, dass Sie auf Sven Bach zugegangen sind?

Ich war mit meiner Frau beim Klamotten einkaufen. Eigentlich mag ich es einkaufen zu gehen. Aber dann habe ich festgestellt, dass es in Größe 60 nur eine beschränkte Auswahl gibt. Ich konnte mir nicht mehr aussuchen, was ich wirklich wollte, sondern nur noch das, was es in meiner Größe gibt. An der Stelle habe ich gemerkt, ich muss etwas tun. Ich wollte zehn Kilo abnehmen. Dann gab es da bei meinem Arbeitgeber ein Projekt namens „Gesundheit und Beruf". Leiter des Seminars für Ernährung war Sven Bach. Ich hab mir gedacht, das kann ja nicht schaden. Seine Erklärung das zu rechnen hat mir unheimlich eingeleuchtet. Ich hab mir ausgerechnet, was mein Bedarf bei meiner Größe und meinem Gewicht ist (vergleiche Kapitel: „Wie groß darf unser täglich Brot sein?"). Ich hab mir dann gesagt, ich will ein Kilo pro Woche abnehmen. Das sind wie gesagt 7000 Kalorien weniger. Dann habe ich mir so eine Kalorienzähl-App auf meinem Telefon installiert. Ich bin ja ein kleiner Technikfreak. Angefangen hab ich bei 125 Kilogramm. Das Seminar war 2012 im Februar. Ende März hab ich angefangen. Bis Dezember hatte ich 30 Kilo abgenommen. Durch den Sport wurden allerdings ein paar Kilo Muskelmasse aufgebaut. Trotzdem halte ich mein Gewicht heute mit Schwankungen von zwei drei Kilo.

Und wie genau sah bei Ihnen die Strategie aus?

Ich hatte schon früher immer wieder versucht abzunehmen, aber das Übergewicht kam jedes Mal zurück. Als ich dann angefangen habe, mit Sven zu arbeiten, stellte ich zuerst einmal fest: Ok, so viel muss ich gar nicht verändern. Es waren wirklich die Kleinigkeiten.

Sachen wie: Tausch das Weißbrot durch Vollkornbrot, Vollkorn hält wirklich länger satt. Ich habe nicht wesentlich meine Ernährung umgestellt. Meine Frau hat vorher auch schon sehr gut gekocht. Wir haben nur zusammen die Problemstellen gesucht, und dort an den Schrauben gedreht. Ich muss auch zugeben, dass ich den Ernährungsplan nicht eins zu eins umgesetzt habe. Ich achte bei der Speisenauswahl heute schon mehr darauf, dass beispielsweise keine Zusatzstoffe drin sind. Ein großes Problem haben wir aber relativ schnell erkannt: der Alkohol (vergleiche Kapitel „Der richtige Weg"). Ich bin ein sehr geselliger Mensch mit einem großen Bekanntenkreis. Das heißt: es wird viel gefeiert. Wenn ich meinen Geburtstag feiere sind 40 Leute da. Das heißt rein statistisch, wenn ich auch bei deren Geburtstagsfeiern auftauche, dass es im Jahr pro Woche etwa eine Feier gibt, bei der geschlemmt wird. Und natürlich will ich da nicht jedes Mal der Spielverderber sein. Wenn die Verwandtschaft zu Besuch ist, macht man halt eine Flasche Wein auf. Darum steckt der Alkohol auch hinter den Drei-Weihnachtskilos, die jeden Dezember scheinbar aus dem Nichts erscheinen. Die Feiern drücken wirklich die Kilos nach oben. Wenn ich mich nicht darauf vorbereite, dann nehme ich zu. Ich mag Bier, keine Frage. Ich habe dann auf den Rat von Sven angefangen alkoholfreies Bier zu testen. Das hat nur die Hälfte der Kalorien von normalem Bier. Leicht war das natürlich nicht. Ich bin Mitglied der Freiwilligen Feuerwehr. Sogar dort habe ich angefangen alkoholfreies Bier einzuschleusen. Heute trinken fast 50 Prozent meiner Kameraden alkoholfrei. Das Alkoholfreie ist mittlerweile fester Bestandteil im Kühlschrank.

Wie haben Sie es geschafft durchzuhalten?

Ich bin ganz ehrlich: Ich habe 15 Prozent Lebensqualität eingebüßt. Dafür habe ich 30 Prozent dazugewonnen, macht unterm Strich ein Plus von 15 Prozent. Ein Beispiel: Ich mag keinen schwarzen

Kaffee, deshalb trinke ich gerne Cappuccino. Das gönne ich mir, ganz bewusst. Obwohl der Cappuccino natürlich viel mehr Kalorien hat. Dafür lass ich aber den fettigen Berliner weg. Am Anfang der Abnehmphase hab ich am Tag nur 1700 bis 1800 Kalorien zu mir genommen, aber da kann man sich absolut nichts gönnen. Heute esse ich wieder mehr, aber nicht wie früher. Das Mathematische war für mich ausschlaggebend. Für mich war es so fantastisch, dass ich abends um acht noch essen darf. Vorher war Frust: Ich bekomm das eh nicht hin vor 18 Uhr zu essen. Ohne diesen ständigen Zwang hatte ich das Gefühl: Es könnte gehen. Ich will nicht immer mein eigener Spielverderber sein. Wenn ich weiß, morgen ist ein großer Geburtstag, dann mache ich heute etwas mehr Sport, oder esse weniger. Ich lebe heute ein völlig normales Leben.

Ok wir haben viel über das gesprochen, was Sie zu sich nehmen, wie sieht es bei Ihnen mit der anderen Seite aus?

Sie meinen den Sport? Ich fing mit Nordic Walking an. Das hat mir immer Spaß gemacht, aber nach einigen Monaten war ich nicht mehr genügend gefordert, so dass eine andere Sportart her musste. Ich hab relativ schnell gemerkt, dass ich meinen Puls nicht mehr in den Fettverbrennungsmodus bekomme. Außerdem hatte ich immer leichte Rückenprobleme. Deshalb war Joggen auch zu schwer. Dann hab ich das Mountainbiken für mich entdeckt. Das war es. Das hat so viel Spaß gemacht, dass ich auch bei größtem Stress noch Zeit dafür gefunden habe. Nur durch das Mountainbiken habe ich im vergangenen Jahr 100.000 Kalorien verbrannt. Ich bin 2500 Kilometer Rad gefahren. Zweimal in der Woche ging es raus. Schön war, dass auch meine Frau mitgemacht hat. Sonntags fahren wir immer zusammen. Diese 100.000 Kalorien sind 15 Kilogramm Fettmasse. Ich hätte also bei gleichbleibendem Gewicht 15 Kilo zugenommen, wäre ich nicht auf's Rad gestiegen. Diese Kilo habe ich nun halt in Genuss investiert (lacht). Was auch toll war: Ich hab Menschen kennengelernt, mit denen ich auf Tour gehe. Mittlerweile sind wir zu sechst. Montagmorgens gibt es dann eine kurze Nachricht per WhatsApp: „Wie sieht's aus heute Abend?" Dann ziehen wir 30 Kilometer durch und gehen danach noch zusammen ein Bier trinken, alkoholfrei versteht sich.

Respekt, aber was genau hat sich bei Ihnen und Ihrem Körper verändert?

Ich bin jetzt 50. Bevor ich angefangen habe abzunehmen, habe ich viele Dinge immer auf mein fortgeschrittenes Alter geschoben. Doch irgendwann hatte ich nicht mehr das Gefühl, ich bin älter. Plötzlich konnte ich mit meinem 25-jährigen Sohn mithalten. Ich wohne im Murgtal – ein ständiges auf und ab. Wenn wir mit dem Bike unterwegs sind, muss er manchmal schnaufen, ich aber noch nicht. Vielleicht einer der wichtigsten Aspekte: Ich hatte im Vorfeld das Problem mit erhöhtem Blutdruck. Ich musste Tabletten nehmen. Die Tabletten haben meinen Körper müder gemacht, träger. Träger heißt auch weniger Kalorien zu verbrennen, heißt wiederum Gewichtszunahme. Als ich mit Sport und der Ernährungsumstellung angefangen hatte, ging mein Blutdruck in den Keller eins zu eins mit der sinken-

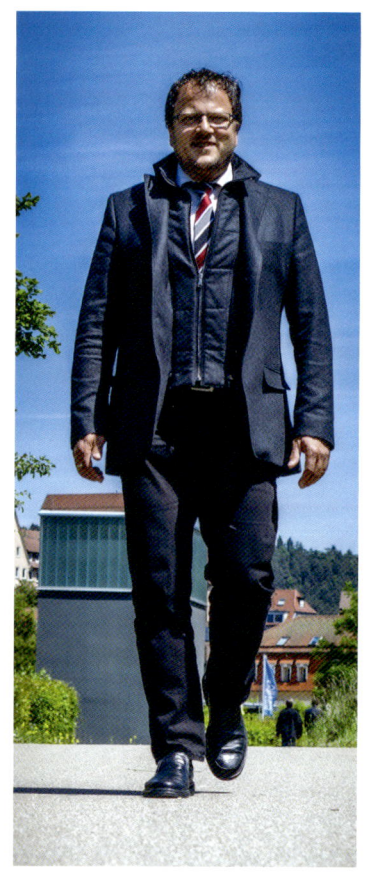

Thomas Schneider, 2015
Foto: Benjamin Breitmaier

den Kurve meines Gewichts. Ich habe nach dem halben Jahr meine Blutdrucktabletten abgesetzt. Heute habe ich wieder normalen Blutdruck. Das ist einfach geil. Keine Tabletten hieß für mich noch mehr Motivationsschub. Es gab noch Nebeneffekte: Man zieht die alten Klamotten an, da schwimmt man ein bisschen. Im Endeffekt waren es fünf Konfektionsgrößen weniger. Größe 50. Das hatte ich zuletzt an meiner Konfirmation. Ich hab noch nie so teuer eingekauft (lacht). Direkte Auswirkungen gab es auch im Job. Ich habe wirklich das Gefühl, ich bin ein besserer Verkäufer geworden. Ich war nie unsicher, aber heute wirke ich anders auf meine Mitmenschen. Ich hätte nie erwartet, dass ich da erfolgreicher werde. Sogar meine Frau sieht mich heute anders. Ich war immer schon in einer sehr glücklichen Ehe. Meine Frau hat nie gesagt: „Du bist zu dick". Aber heute sieht sie mich anders an und das nach 30 Jahren Beziehung. Heute kribbelt es, wie am ersten Tag. Dazu hat die Gewichtsreduzierung beigetragen. Vorher kam sie nicht um mich rum. Jetzt kann sie mich wieder in den Arm nehmen. Ich mag mich. Außerdem kann ich wieder Dinge machen, die ich früher altersbedingt nicht mehr machen konnte. Zum Beispiel bin ich Atemschutzträger bei der Feuerwehr. Das Gros hört hier mit 50 auf, aufgrund der Belastungstests. Normalerweise muss man ab 50 jedes Jahr eine ärztliche Untersuchung machen. Zu mir sagte der Arzt: „Seien Sie mir nicht böse, aber ich will Sie erst in drei Jahren wieder sehen. Das ist der Hammer was für ne Konstitution Sie haben". Vorher kam ich da auf allen Vieren an. Heute kann ich mir nicht vorstellen, dass ich das beenden muss. Ich mache das auf jeden Fall noch fünf, sechs, sieben Jahre. Irgendwann hab ich Sven geschrieben. Ich hatte das Bedürfnis mich zu bedanken. Hab ein Bild dazugelegt. Daraufhin haben wir uns nochmal getroffen. Sven sagte zu mir: „Ich habe jetzt zwei Menschen kennengelernt. Einmal den Sparkassen-Abteilungsleiter, der Ruhige, wie eine Made im Speck. Jetzt war das ein anderer Mensch". Auch meine Mitarbeiter haben mir gesagt, dass ich ausgeglichener bin. Das hat einen Einfluss auf das Team, das Miteinander.

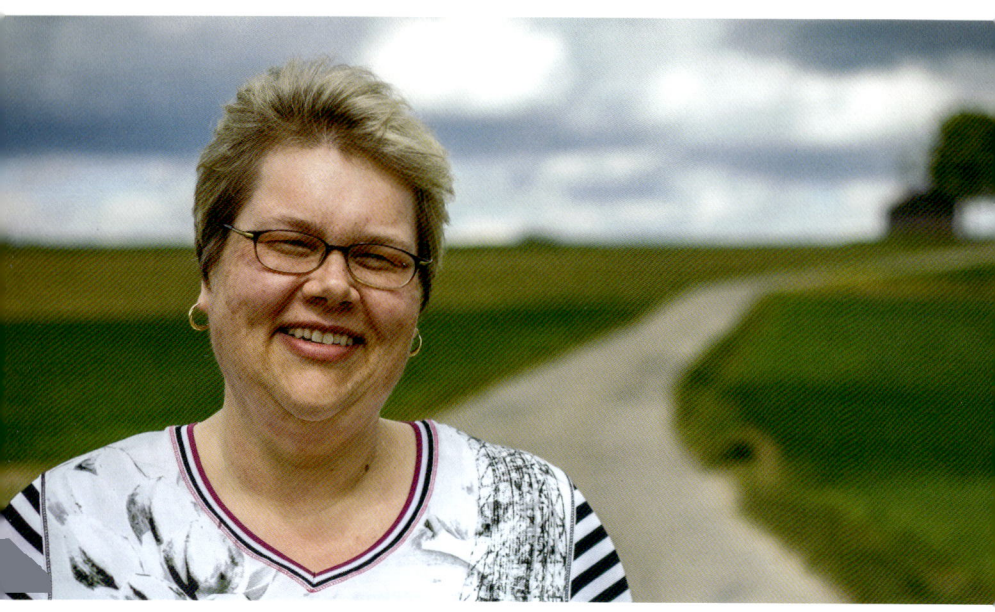

Auch für **Silke Pfeffinger** war es der erste richtige Versuch gegen ihr dramatisches Übergewicht zu kämpfen. Bei Silke war es kurz vor zwölf. 167 Kilogramm bei 1,74 Meter Körpergröße machen krank. Ein Body-Mass-Index von 55,2 – Adipositas Grad 3. Das Krebsrisiko schießt in die Höhe. Silkes Vater hatte außerdem Diabetes (an dessen Folgen er starb), was sie zur Risikokandidatin macht. „Darauf gehst Du zu", hab ich ihr in einer unserer ersten Sitzungen gesagt. Selbst ich habe gedacht, dass Silkes Krankheit so gravierend ist, dass sie für eine Magenverkleinerung infrage kommt. Doch die positive Kehrseite dieser gefährlichen Medaille: Man kann in kurzer Zeit viel erreichen. Im März 2015 wog Silke nach unserer Therapie bereits 50 Kilogramm weniger, das hat etwas mehr als ein Jahr gedauert. Ich war wirklich stolz auf sie. Sie sagt immer, sie hätte einen kleinen „Sven Bach auf der Schulter", der zwar nicht nervt, aber doch manchmal freundlich fragt, ob es denn wirklich das Ceaser's Dressing sein muss, wenn Balsamico doch auch ziemlich lecker ist. Der kleine Sven sagt aber auch regelmäßig, „komm, das kannst du dir noch gönnen".

Silke, erzähl uns von Dir:

Ich war 40, und 167 Kilogramm schwer – eigentlich hatte ich mich mit meinem Dasein schon abgefunden. Klein, rund und kompakt. Ich hatte fast keinen Hals mehr. Das Ergebnis aus falscher Ernährung, Faulheit und Bequemlichkeit über die Jahre hinweg. Mir war es im Endeffekt egal. Zumindest tat ich so. Es waren aber die kleinen Sachen, die genervt haben. Zum Beispiel beim Betriebsausflug: Wir gehen oft Wandern. „Die Pfeffinger kommt wieder hintendrein wie das 8-Uhr-Zügle" – gesagt hat das natürlich keiner, aber wartende Gesichter sprechen eine deutliche

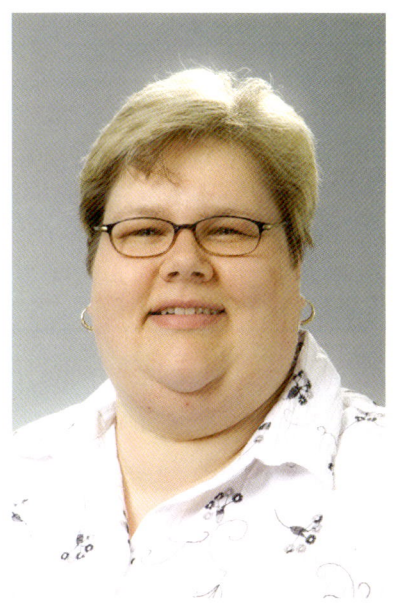

Silke Pfeffinger, 2013
Foto: karl huber fotodesign

Sprache. Ich habe das natürlich gemerkt, aber ich habe nichts an mir geändert bzw. konnte das Problem nicht alleine angehen. Allein der Gang zur Kantine: Nachdem ich die zwei Stockwerke hoch war, hab ich gejapst wie ein Hochdrucktopf kurz vorm Explodieren.

Hast Du wirklich nie versucht, was zu ändern?

Unser Chef, Herr Uhl, hat vor ein paar Jahren schon einmal eine Abnehmaktion gestartet, bei der viele mitgemacht haben. Damals wurde es mit Shakes probiert, aber ich war etwas skeptisch. Ich sagte mir, das würde ich nicht durchstehen und schon war eine gute Ausrede gefunden. Die Dinger sagen zwar, dass sie so satt machen wie eine Mahlzeit, aber das stimmt nicht. Ich habe dann relativ schnell das Interesse verloren.

Wie sind Sven und Tilo die Therapie dann angegangen?

Auch bei mir kam erstmal mein Chef auf mich zu. Ich arbeite im gleichen Unternehmen wie Sebastian. Ich ergriff die Chance. In den ersten Einzelgesprächen haben mir die beiden ziemlich deutlich gemacht, wie ernst die Situation ist. Dass mein Übergewicht wirklich gefährlich ist. Dann haben wir uns angeschaut, an was es liegen könnte. Bei mir war es schlicht und ergreifend mein innerer Schweinehund. Ich hab einfach immer weiter gegessen, bis ich nicht satt, sondern voll war. Das ganze Fertigessen und jede Woche ein bis zweimal McDonalds – das ist meine Lieblingssünde – hinterließen ihre Spuren. Ich bin auch so ein Frustesser. Wenn's arg stressig ist, brauch ich einfach was Süßes. So kam es, dass ich auf einer Großpaletten-Waage gelandet bin, da jede Körperwaage bei meinem Gewicht schlapp gemacht hatte. Sven hat das alles aus mir herausgefragt, dann ging's an die Rechnerei. Er hat mir einen Gesamtenergiebedarf von etwa 2050 Kalorien ausgerechnet inklusive 250 Kalorien, die ich zur freien Verfügung habe. Die nehm ich aber heute schon gar nicht mehr in Anspruch. Die 1800 Kalorien reichen mir völlig. Mein Hauptessen esse ich außerdem abends. Dass das „wann" völlig egal ist, hat mir Sven ziemlich früh klar gemacht. Sven hat auch gesagt, dass ich ab und zu immer noch zu McDonalds gehen kann. Aber ich müsste das dann als vollwertige Mahlzeit ansehen. Heute esse ich da viel lieber Kartoffeln mit Fleisch, Gemüse und Salat, einfach weil es viel länger satt macht und gesünder ist. Ich frag mich dann immer: Ist der Mac das denn wirklich wert? Antwort: Ich war jetzt schon über ein Jahr nicht mehr zum Essen dort! Auf meinem Plan hat Sven sogar ein süßes Stückle geschrieben. Allein die Gewissheit, dass das drin ist, das war schon genug. Neulich hab ich mir eines gekauft und drei Tage mit mir herumgetragen. Dann hab ich es weggeworfen. Ich hab das Ding sozusagen besiegt. OK, manche nennen es Verschwendung, für mich ist es echt ein Sieg, das süße Ding nicht aus Langeweile doch noch zu essen! Einmal sagte ich zu Sven, dass ich so gerne mal wieder Erdnussflips essen würde, aber bestimmt nicht nach 250 „Frei"-Kalorien wieder aufhören könnte. Er meinte nur: „Iss ne ganze Tüte", aber dann sollte ich als Abendessen nur eine Suppe essen - dann wäre das Thema wieder für Monate durch! Das Beste kommt jetzt. Nachdem ich die Erlaubnis hatte, war das kein Thema mehr. Die Flips habe ich bis heute nicht gegessen! Das Schöne war, dass mit der Zeit auch mein Bedürfnis nach solchen Sachen kleiner wurde. Heute bin ich manchmal schon streng zu mir. Zum Beispiel Wurstsalat ess ich nie. Der hat wahnsinnig viele Kalorien.

Wie sieht's mit Sport aus, was haben die beiden da gemacht?

Wir waren alle ziemlich schnell der Meinung, dass ich zu dick für ein Fitnessstudio bin. Auch Joggen oder Fahrradfahren fielen raus. Irgendwann sind wir dann auf das Schwimmen gekommen. Das war mein Ding. Schon nach fünf sechs Mal (solange braucht der innere Schweinehund bis er „ertränkt" ist) hat das funktioniert. Heute geh ich drei- bis viermal in der Woche schwimmen. Im Kofferraum steht bei mir jetzt immer die gepackte Schwimmtasche. Das funktioniert gut. Heute kann ich kilometerweit schwimmen ohne anzuhalten. Mit dem Schwimmen kann man auch gut Frust abbauen und fällt nicht in das alte Verhalten „Frustessen" zurück. Nach den ersten Erfolgen bin ich dann auch häufiger spazieren gegangen. Jetzt habe ich auch daran Spaß gefunden. Kleiner Tipp am Rande: Eine kleine Belohnung nach dem Laufpensum – in meinem Fall dann ein neues Kleidungsstück – wirkt Wunder. Da ich eh eine komplett neue Gaderobe benötigte, schlage ich da sogar zwei Fliegen mit einer Klappe.

Ok, wie geht's Dir heute, was hat sich bei Dir verändert?

Ich hätte ehrlich gesagt nicht gedacht, dass es funktioniert und schon gar nicht, dass ich so lange durchhalte. Jetzt sind es mehr als 51 Kilo. Ende Februar 2014 war unser erster Termin, Anfang August waren es schon 30 Kilo weniger, nach einem dreiviertel Jahr hatten wir 45 Kilogramm runter. Ich hab praktisch eine kleine Person abgenommen. Auch mein Hausarzt war ziemlich baff. Er war selbst mal etwas breiter und weiß wie schwer es ist. Meine Fortschritte haben ihn schon beeindruckt. Der einzige Nachteil ist, dass ich jetzt häufiger friere – und der Pizzabote vermisst mich glaube ich ein wenig. Da müssen wir durch (lacht). Ich lauf jetzt auch viel mehr und leichter. Berge nehm' ich heute im Schweinsgalopp. Bei einer Vier-Kilometer-Wanderung im Betrieb sind Sebastian und ich beide ganz flott mitgekommen. „Das hättet ihr vor 'nem Jahr auch noch nicht gemacht", sagten die Kollegen zu uns. Das hat mich natürlich ziemlich gefreut. Alles was weniger ist, ist ein Riesenerfolg. Jetzt bin ich doch ein bisschen stolz auf mich.

Das klingt nicht schlecht, wie hat denn so Dein Umfeld allgemein reagiert?

Ich bin wirklich überhäuft worden mit Komplimenten. Leute, die dich vorher nicht angeschaut haben, klopfen dir auf die Schulter und wollen Tipps. Wenn man ehrlich ist, lebt man auch schon so ein wenig für das Schulterklopfen. Beispielsweise hatten wir eine Weihnachtsfeier in der Firma, da gibt es auch immer einen Jahresrückblick. Da war auch das erste Seminar von Sven und Tilo als

Höhepunkt dabei. Sebastian und mich haben sie da ein wenig in den Mittelpunkt gestellt. Dieser große Zuspruch ist uns schon sehr viel wert. Schön war auch, die Unterstützung, die ich von meiner Familie bekam: Am Anfang hab ich niemand was gesagt, aber mein Onkel hat's schon nach den ersten zehn Kilo gesehen. Er hat mir dann direkt eine Liste mit Lebensmitteln mitgegeben, die Sven mal prüfen sollte. Meine Schwestern haben irgendwann angefangen nach Svens Plan zu kochen, meine Mutter sowieso. Meine Schwester hat auch regelmäßig Tränen in den Augen, wie stolz sie auf mich sei. Ich sag dann immer: „Jetzt hör uff zu plärren" (lacht). Kleiner Wermutstropfen für meine Familie: Ich bin ein bisschen zum Moralapostel geworden. „Mit dir geh ich nicht mehr einkaufen", sagte mal meine Schwester, aber sie hat dabei gelacht. Was ich auch feststellen konnte war, dass sich meine Außenwirkung verändert hat. Ich bin viel selbstbewusster geworden. Ich hätte früher nie mit jemand Fremdem einfach so telefonieren können, heute alles kein Problem. Ich merke auch, dass ich Menschen häufiger anlächle, einfach so. Früher hab ich nie so viel mit fremden Leuten geredet. Das geht jetzt super.

Und wie geht's jetzt weiter, was hast Du Dir für Ziele gesteckt?

Die 50 Kilo hab ich schon gepackt. Jetzt nehmen wir die Zweistelligkeit in Angriff, bis Ende des Jahres. Leider fallen die Pfunde jetzt natürlich langsamer als am Anfang, aber ich habe in Sven und Tilo zwei Menschen gefunden, die mich pushen und motivieren, aber auch mal bremsen, wenn ich es mal wieder besser wissen will als die Zwei!

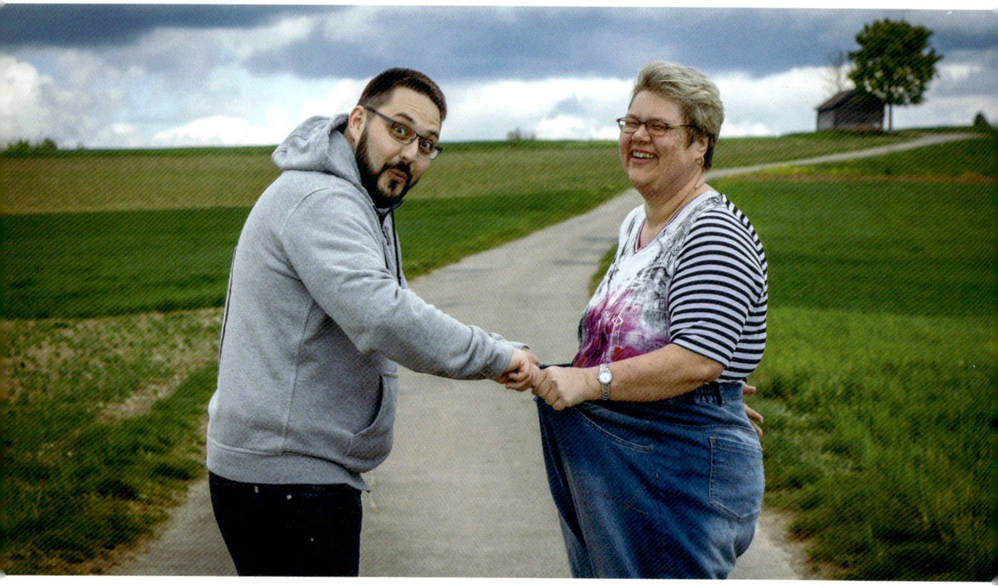

In Silkes alte Hose würde nach 50 Kilo Gewichtsverlust noch Sebastian hineinpassen

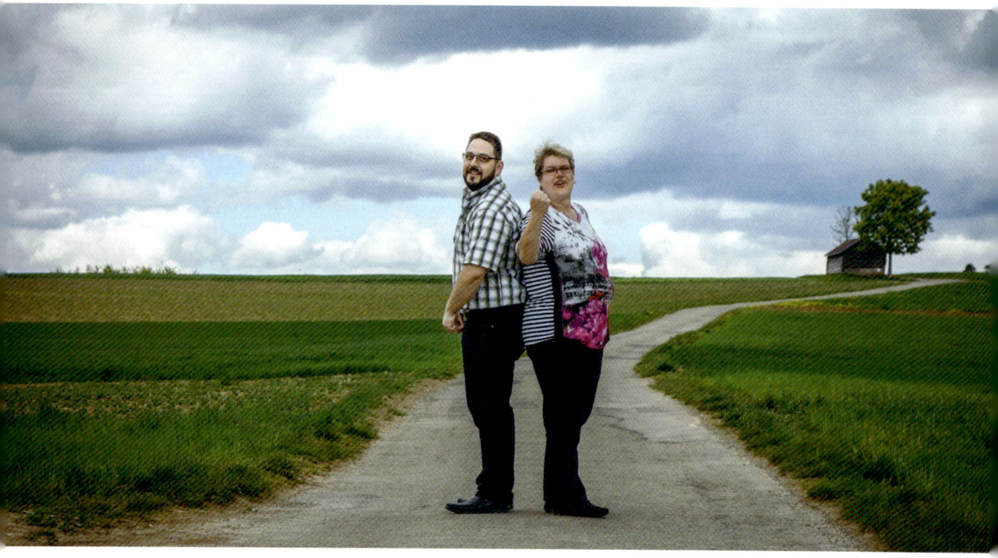

Früher sind die beiden vor jeder Kamera geflohen,
heute machen ihnen sogar Fotoshootings Spaß

Fotos: Benjamin Breitmaier

Packen wir's an, hier ist der Plan

Zugegeben, die vorangegangenen Seiten klingen in der Theorie durchaus einfach. Einmal wiegen, Gesamtenergiebedarf ausrechnen, hier ein bisschen weniger, da ein bisschen mehr und ab und zu raus, um den Puls nach oben zu jagen. Es stellen sich trotzdem Fragen: Wo genau anfangen? Was genau soll ich tun, wenn ich morgen früh die Augen öffne, um alles, was ich weiß in die Tat umzusetzen? Für diesen Fall entwickelte ich für meine Seminare zwei Pläne. Wichtig hierbei ist: Die Pläne sollen nur den langfristigen Umbau Ihrer Ernährungsgewohnheiten anstoßen. Das Wichtigste kommt danach. Dennoch muss ein Anfang gemacht werden. Genau an diesem Punkt sollen die beiden Pläne helfen.

Wir wissen aus den Geschichten von Georg und Petra, dass Diäten – wenn überhaupt – hauptsächlich deswegen für einen kurzen Zeitraum funktionieren, weil Sie unsere Nahrungsaufnahme strukturieren. Genau dieser Effekt soll genutzt werden, um die ersten Erfolge zu erzielen. Aus diesem Grund arbeiten die beiden Pläne mit relativ genauen Mengenangaben zu verschiedenen Nahrungsmitteln. Sie werden aber feststellen, dass nach einiger Zeit ihre Küchenwaage getrost im Schrank einstauben kann, da Sie lernen einzuschätzen, welche Menge eines Nahrungsmittels für Sie die Richtige ist.

Die erste Anleitung habe ich den **„Sprintplan"** genannt:

Bei diesem Ernährungsplan ist es sehr wichtig, dass man diesen wirklich nur vier Wochen nutzt, definitiv nicht länger. Der Plan ist nur für Frauen geeignet, die nicht größer als 175 Zentimeter sind und nicht jünger als 20 Jahre. Er hat etwa 1300 Kalorien pro Tag als Basis (Die Männer kommen beim Futur-1-Plan ab Seite 136 zum Zug, die Erklärungen der einzelnen Lebensmittel sind natürlich trotzdem auch für sie spannend).

Gruppe Milch- und Milchprodukte

- Eine große Tasse Milch (1,5 Prozent) und ein Becher Milchprodukt (etwa 150 g) wie etwa Joghurt, Quark, Kefir, Buttermilch oder Ayran. Hier kann man auch zwei Becher Milchprodukt essen, wobei die Tasse Milch wegfällt. Nicht vergessen: Milch kommt auch in Kaffee, das muss entsprechend eingeteilt werden.

- Zwei Scheiben Käse (60 bis 70 Gramm) mit maximal 30 Prozent Fettstufe. Wer gar keinen Joghurt oder gar keine Milch mag, kann auch vier Scheiben Käse essen. Beim Einkauf empfehle ich Bioprodukte zu kaufen.

Die Fettmenge bei den Milchprodukten ist reduziert, um die Energie dementsprechend zu halten, also nicht drüber zu kommen und trotzdem genügend Eiweiß zu erhalten, damit die Muskulatur stabil bleibt. Wer kein Freund von Milch ist, dem sei gesagt: kein Problem. Der Ruf der Milch ist besser als er sein dürfte. Einige Studien zweifeln mittlerweile an, dass Milch Osteoporose vorbeugt. Darum kann man das Glas Milch auch getrost durch etwas Käse ersetzen – in ihm steckt mehr Kalzium. Der Bedarf an Kalzium – neben ihrer Funktion als Eiweißlieferant ist Milch vor allem deshalb wichtig – kann aber auch durch Gemüse wie Brokkoli gedeckt werden. Milch und Milchprodukte fördern eine gesunde Darmflora. Die ist gerade in der zweiten Lebenshälfte wichtig, weil die Darmflora mit steigendem Alter nicht mehr so gut wie in jungen Jahren arbeitet. Um trotzdem eine optimale Leistung zu fördern sind vor allem Sauermilchprodukte wie Kefir, Buttermilch und Naturjoghurt wichtig. Auf werbeträchtige und teure Produkte für einen gesunden Darm kann man verzichten. Achten Sie auf Biomilchprodukte! Hier wird eine gesundheitsfördernde Milchproduktqualität garantiert. Die angegebene Menge an Milchprodukten sollte nicht überschritten werden.

Obst

Etwa 250 Gramm pro Tag

Wie Gemüse ist Obst als besondere Vitamin- und Mineralstoffquelle zu sehen. Jedoch sollte hier kein grenzenloser Verzehr stattfinden. Zwei Stück Obst, etwa 250 Gramm, am besten saisonal ist die richtige Tagesdosis. Der Zuckergehalt im Obst wird oft unterschätzt, dies ist gerade bei Diabetikern zu beachten – eine große Portion Obst hat oft soviel Kalorien wie ein kleiner Schokoriegel.

Süßer Aufstrich

Zehn Gramm Honig oder zehn Gramm Konfitüre (gerade mal 1 Teelöffel, das ist bewusst wenig)

Gemüse und Hülsenfrüchte

Kann man im Prinzip essen, so viel man möchte, nur hier ist ganz wichtig, dass man mindestens 300 bis 400 Gramm isst.

Die Faustregel beim Grünzeug: Wenn es geht nach Saison und vor allem reichlich. Gemüse enthält viele Ballaststoffe, die wiederum regen die Darmtätigkeit an und reduzieren sogar erhöhte Blutfettwerte. Ob gedünstet, dampfgegart oder roh ist Gemüse immer eine sehr gute Vitamin- und Mineralstoffquelle. Die Verwendung von Tiefkühlgemüse und Tomatenpüree sowie Hülsenfrüchten in Dosen ist ernährungsphysiologisch als gut zu betrachten. Des Weiteren spart es Zeit bei der Speisenzubereitung. Kohlgemüse wie Sauerkraut, Rotkohl und Wirsing sorgen ebenfalles für eine gesunde Darmflora und tragen somit sogar zur Darmkrebsprophylaxe bei.

Brot – Arten und Qualitätsmerkmale

Weizenbrot

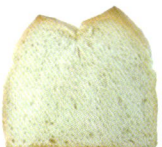

- enthält mind. 90% Weizenmehl
- *weitere Zutaten:* Wasser, Hefe, Salz und Fett, evt. Zusatzstoffe
- z.B. Toastbrot, Weißbrot, Baguette

Mischbrot

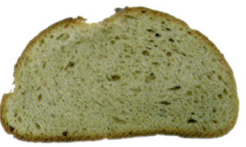

- enthält gleiche Teile Weizen- und Roggenmehl
- *weitere Zutaten:* Wasser, Sauerteig, Hefe und Salz

Vollkornbrot

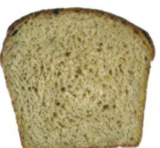

- enthält mindesten 90% Vollkornmehl

Brotarten

- Beim Vollkornmehl ist das Getreidekorn vollständig vermahlen und enthält neben der Stärke auch Inhaltsstoffe des Keimlings sowie der vitamin-, mineralstoff- und ballaststoffreichen Schale.

- Helle Mehle enthalten größtenteils nur die Stärke aus dem Mehlkörper. Alle anderen Bestandteile des Korns wurden entfernt.

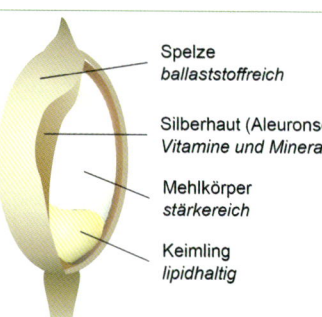

Spelze
ballaststoffreich

Silberhaut (Aleuronschicht)
Vitamine und Mineralstoffe

Mehlkörper
stärkereich

Keimling
lipidhaltig

Was bedeutet Vollkorn?

- Vollkornbrot und Vollkornbrötchen müssen mindestens 90% Vollkornmehl oder -schrot enthalten.

- Die Bezeichnung ist rechtlich geregelt und darf nur bei Vollkornprodukten verwendet werden.

- In der Zutatenliste steht Vollkornmehl an erster Stelle.

➡ Zutatenliste lesen bzw. beim Bäcker Zutaten erfragen.

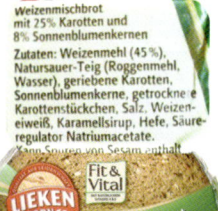

- Dunkle Brote enthalten meist Weizenmehl, das mit Malz dunkelgefärbt wurde.

- Ölsaaten wie Sonnenblumenkerne, Leinsaat und Kürbiskerne erwecken zusätzlich den Eindruck eines Vollkornbrots.

- Hinter Begriffen wie „Mehrkorn", „Vollwert" oder „Kraftkorn" verbirgt sich häufig kein Vollkornbrot.

So erkennen Sie Vollkornbrote

Getreide, Getreideprodukte, Reis, Teigwaren, Kartoffel

- täglich zwei Scheiben Vollkornbrot, das sind 60 bis 70 Gramm, alternativ kann es auch ein Vollkornbrötchen sein.

- zwei Esslöffel Getreideflocken: Wer Haferflocken, Dinkelflocken oder Weizenflocken nicht mag, kann gerne eine Scheibe Brot mehr essen. Wer gar kein Brot mag, kann pro Scheibe Brot zwei Esslöffel Getreideflocken mehr verwenden.

- täglich eine Portion Reis oder Nudeln (trocken: 50 Gramm). Bei Nudeln verdoppelt sich das Gewicht nach dem Kochen (etwa 100 Gramm), beim Reis ist es etwa eine Verdreifachung (130 Gramm). Weitere Alternative sind zwei große Kartoffeln (240 bis 260 Gramm) oder Cous-Cous, Bulgur, Buchweizen, Amaranth sowie Quinoa (trocken jeweils etwa 50 Gramm).

Am besten für unsere Gesundheit sind nieder ausgemahlene Dinkelbackwaren. Sie enthalten alle wichtigen Nährstoffe und weniger Gluten als Weizen. Jedoch sind Vollkornprodukte aller Art – ob Dinkel, Roggen oder auch Weizen – die richtige Wahl (siehe Grafik Seite 136). Sie enthalten Ballaststoffe und komplexe Kohlenhydrate. Auch Getreideflocken aus Hafer, Dinkel und Weizen sind eine ideale Kombination mit Milchprodukten. Wer sich getreidetechnisch etwas abseits der Norm bewegen will, sollte Emmer, Kamut oder Einkorn probieren. Viele Menschen vertragen diese älteren Getreidesorten besser und haben damit weniger Probleme mit der Verdauung.

Fleisch, Geflügel, Fisch, Fleisch- und Wurstwaren, Eier

- zwei- bis dreimal pro Woche eine Portion Fleisch (120 bis 130 Gramm)

- wöchentlich ein bis zwei Portionen Seefisch (140 bis 160 Gramm)

- wöchentlich zwei- dreimal zwei Scheiben fettreduzierte Wurst (30 bis 50 Gramm)

- wöchentlich drei Eier

Beim Fisch darf es auch gern fetter Seefisch wie beispielsweise Lachs, Makrele oder auch Hering sein. Diese Sorten enthalten entzündungshemmende Fettsäuren. Gerade Rheumatiker profitieren von diesen Omega-3-Fettsäuren. Wurst sollte nur in kleinen Mengen verzehrt werden. Fleisch enthält wertvolles Eisen und Eiweiß. Bei zwei bis drei Portionen (130 g) pro Woche sollte man stoppen.

Hier sollte der Verzehr von regionalem Fleisch im Vordergrund stehen, die Fettstufe ist bei Einhaltung der Wochenmenge zweitrangig. Jedoch sollten Rheumatiker fette Schweinefleischprodukte meiden, hier ist die entzündungsfördernde Arachidonsäure enthalten.

Für Vegetarier ist es etwas schwieriger. Sie können beispielsweise die Eier verdoppeln. Das ist kein Problem. Anstelle von Fleisch treten dann Tofu (in Menge 150 g) oder Käse in Form von Mozzarella, Frischkäse, Hartkäse. Mittags 70 g Hartkäse oder 100 g Mozzarella, Feta und Ähnliches.

INFO

Da ich selbst stolzer Hühnerbesitzer bin, will ich hier auch gleich mit einem Vorurteil aufräumen. Die Frage ist: „Dürfen Menschen mit hohen Cholesterinwerten nur ihre Hühner, oder auch deren Eier lieben?" Nach fast 20 Jahren Berufserfahrung bin ich mir sicher, dass der Eierverzehr bei den meisten Fettstoffwechselstörungen keinen großen Einfluss hat. Nicht nur ich bin dieser Auffassung sondern zahlreiche wissenschaftliche Studien korrigieren die Lehrmeinung. Nur bei wenigen Menschen mit Fettstoffwechselstörungen wird der Cholesterinspiegel mit einer reduzierten Cholesterinaufnahme beeinflusst. Für mich sind Eier ein wunderbares Lebensmittel.

Fette und Öle

- täglich maximal zehn Gramm Butter als Brotaufstrich (optional)
- täglich ein Esslöffel hochwertiges Pflanzenöl (zwölf Gramm) zum Braten und für den Salat (muss sein)

Verwenden Sie sparsam Butter oder Frischkäse als Streichbelag. Die vermeintlich gesunde Margarine ist übrigens ein aufgeblasenes Werbemärchen.

Die Verwendung von beispielsweise Raps-, Oliven-, Walnuss- und Sonnenblumenöl sollte im Wechsel erfolgen. Besonders native, also kaltgepresste Sorten bewirken eine sehr gute Prophylaxe bei Herz-Kreislauferkrankungen.

Getränke

- täglich mindestens eineinhalb Liter, besser noch zwei Liter Flüssigkeit in Form von Mineralwasser, Früchte- und Kräutertee. Kaffee, Schwarztee und grüner Tee nur in Maßen.

Die oft geforderte Trinkmenge von drei bis vier Litern pro Tag ist teilweise nicht machbar und auch nicht notwendig. Eineinhalb Liter pro Tag sind ausreichend, wobei ein erhöhter Wasserkonsum wie wir wissen, den Gewichtsverlust unterstützen kann. Wobei mehr Gewicht auch mehr Flüssigkeit bedeuten sollte. Außerdem sollten jüngere Menschen tendenziell mehr trinken. Vorwiegend sollte es Wasser und ungesüßter Tee sein. Wasser und Heilwasser mit einem hohen Anteil an Hydrogencarbonat (mehr als 1000 Milligramm pro Liter) trägt zu einer besseren Verdauung bei und beugt Sodbrennen vor. Gegen etwa 350 Milliliter Kaffee pro Tag ist auch nichts einzuwenden. Bitte achten Sie auf 100 Prozent Arabica-Kaffee – der ist magenfreundlicher. Vorsicht bei Alkohol, Saft, Softdrinks und Milch. Diese energiereichen Flüssigkeiten enthalten wie erwähnt pro 100 Milliliter etwa 50 Kalorien. Zwei Viertel Wein oder zwei Flaschen Bier am Tag steuern schon rund 25 Prozent zur Tagesenergie bei. Grundsätzlich sind Milch und Saft relativ gesunde Getränke, sie enthalten aber auch viel Energie und sollten deshalb nur in geringen Mengen verwendet werden. Gerade der vitaminreiche Frühstückssaft ist bei Diabetikern unbedingt zu vermeiden!

Folgend finden Sie den Sprint-Wochenkontrollplan (siehe Seite 143), in die Tabelle können Sie in einer Strichliste eintragen, was am Tag gegessen wurde. Sie sollten nichts weglassen, vor allem die eiweißreichen Lebensmittel dürfen nicht vergessen werden, wegen der Muskulatur, da es sich schon um eine sehr geringe Energiemenge handelt. Der Plan soll keine Diät darstellen, sondern durch das bewusste Wiegen der Lebensmittel ein Gefühl für vernünftige Mengen verschiedener Lebensmittel vermitteln.

Den nächsten Plan habe ich **Future 1** genannt. Er arbeitet mit 1700 Kalorien am Tag. Der Plan ist geeignet für Frauen, die nicht schnell Gewicht reduzieren wollen, sondern es langsam angehen lassen. Bei Männern ist dieser Plan eine gute Einstiegsgrundlage. Definitiv sollten sie aber nicht weniger essen und den Plan – genau wie den Sprintplan – maximal vier Wochen nutzen.

Milch und Milchprodukte

- täglich eine große Tasse Milch (3,5 Prozent) oder einen Becher Milchprodukt (150 Gramm) wie etwa Joghurt, Quark, Kefir, Buttermilch oder Ayran

- täglich zwei Scheiben Käse (etwa 60 Gramm, maximal 45 Prozent Fett in der Trockenmasse). Wer keine Milch oder Joghurt mag, kann vier Scheiben Käse essen.

Hier sind es etwas weniger Milchprodukte, weil man durch die höhere Energiemenge und die zusätzlichen Kalorien auch mehr Eiweiß aufnimmt als beim Sprint-Ernährungsplan.

Obst

- täglich 250 Gramm Obst

Süßer Aufstrich

- täglich 20 Gramm Honig oder Konfitüre

Gemüse und Hülsenfrüchte

- täglich mindestens 350 bis 400 Gramm Gemüse (gerne auch mehr, hier kann man sich satt essen)

Getreide, Getreideprodukte, Reis, Teigwaren, Kartoffeln

- täglich drei Scheiben (80 bis 90 Gramm) Vollkornbrot und zwei Scheiben Vollkornbrot für den Abend, oder drei Esslöffel Getreideflocken. Wenn man Getreideflocken nicht mag, kann man auch eineinhalb Scheiben mehr Brot essen
- täglich eine Portion Reis oder Nudeln, jeweils etwa 80 Gramm trocken oder etwa 160 Gramm gekochte Nudeln und etwa 210 Gramm gekochten Reis oder etwa vier Kartoffeln (340 bis 370 Gramm)

Fleisch, Geflügel, Fisch, Fleisch- und Wurstwaren, Eier

Hier ändert sich eigentlich nichts zum Sprint-Ernährungsplan

- zwei- bis dreimalmal pro Woche eine Portion Fleisch (etwa 120 Gramm)
- wöchentlich ein bis zwei Portionen Seefisch (140 bis 160 Gramm)
- wöchentlich zwei- bis dreimal zwei Scheiben Wurst (30 bis 50 Gramm)
- wöchentlich drei Eier

Fette und Öle

- täglich maximal zehn Gramm Butter als Brotaufstrich (optional)
- täglich zwei Esslöffel hochwertiges Pflanzenöl (25 Gramm) zum Braten und für den Salat (muss sein)

Getränke

- täglich mindestens eineinhalb Liter, besser zwei Liter Flüssigkeit in Form von Mineralwasser, Früchte- und Kräutertees. Kaffee, Schwarztee und grüner Tee in Maßen

Pluskalorien

- wöchentlich 800 Kalorien

Das heißt, man könnte täglich noch ein 0,33 Liter Pils trinken oder auch jeden Tag einen kleinen Schokoriegel (zwischen 18 und 25 Gramm) oder man sammelt die Kalorien und isst einmal pro Woche beispielsweise ein Snickers und eine Tafel Schokolade.

Die Strichliste für den Futur-1-Plan finden Sie auf Seite 144. Wichtig ist, dass man alles jeden Tag isst. Man sollte nichts weglassen, um langsam an Gewicht zu verlieren. Der Körper darf nicht merken, dass etwas fehlt, sonst senkt sich der Grundumsatz. Folge ist der Jo-Jo-Effekt. Deswegen ist es wichtig, langsam und moderat abzunehmen.

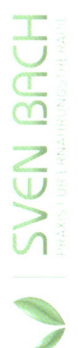

Sprint Wochenkontrollplan

SVEN BACH

Lebensmittelgruppe / Lebensmittel	Montag	Dienstag	Mittwoch	Donnerstag	Freitag	Samstag	Sonntag
Milch und Milchprodukte							
1 große Tasse Milch (300 ml) und							
1 Becher Milchprodukt (150 g) (1,5% Fett)							
2 Scheiben Käse (ca. 60-70 g) (max. 30% Fett i. Tr.)							
Obst / süßer Aufstrich							
Obst (ca. 250 g)							
10 g Honig, Konfitüre							
Gemüse und Hülsenfrüchte							
Gemüse (350-400 g) (gegart oder roh) und inklusive							
Hülsenfrüchte und Salat							
Getreide, Getreideprodukte, Reis, Teigwaren, Kartoffeln							
2 Scheiben Vollkornbrot (60-70 g)							
und 2 Esslöffel Getreideflocken (25-35 g)							
Reis (trocken: 50 g / gekocht: 130 g)							
Nudeln (trocken: 50 g / gekocht: 100 g)							
Kartoffeln (zubereitet: 240 g-260 g)							
Fleisch, Geflügel, Fisch, Fleisch- und Wurstwaren, Eier							
2-3 mal pro Woche 1 Portion Fleisch (120-130 g)							
wöchentlich 1-2 Portionen Seefisch (140-160 g)							
wöchentlich 2-3 mal 2 Scheiben fettreduzierte Wurst (30-50 g)							
wöchentlich 3 Eier							
Fette und Öle							
10 g Butter							
1 Esslöffel Öl (12 g)							
Getränke							
mind. 1,5 Liter Flüssigkeit in Form von Mineralwasser, Früchte- und Kräutertees							

Plan zum Download: www.sven-bach.de/sprint.pdf

143

Futur 1 Wochenkontrollplan

Lebensmittelgruppe / Lebensmittel	Montag	Dienstag	Mittwoch	Donnerstag	Freitag	Samstag	Sonntag
Milch und Milchprodukte 1 große Tasse Milch (300 ml) oder 1 Becher Milchprodukt (150 g) (3,5% Fett)							
2 Scheiben Käse (ca. 60 g) (max. 45% Fett i. Tr.)							
Obst / süßer Aufstrich Obst (ca. 250 g)							
20 g Honig, Konfitüre							
Gemüse und Hülsenfrüchte Gemüse (350-400 g) (gegart oder roh) inklusive Hülsenfrüchte und Salat							
Getreide, Getreideprodukte, Reis, Teigwaren, Kartoffeln 3 Scheiben Vollkornbrot (80-90 g)							
und 2 Scheiben Vollkornbrot (50-60 g) und 3 Esslöffel Getreideflocken							
Reis (trocken: 80 g / gekocht: 210 g)							
Nudeln (trocken: 80 g / gekocht: 160 g)							
Kartoffeln (zubereitet: 340 g-370 g)							
Fleisch, Geflügel, Fisch, Fleisch- und Wurstwaren, Eier 2-3 mal pro Woche 1 Portion Fleisch (120-130 g)							
wöchentlich 1-2 Portionen Seefisch (140-160 g)							
wöchentlich 2-3 mal 2 Scheiben Wurst (30-50 g)							
wöchentlich 3 Eier							
Fette und Öle 10 g Butter							
2 Esslöffel Öl (25 g)							
Getränke mind. 1,5 Liter Flüssigkeit in Form von Mineralwasser, Früchte- und Kräutertees							
„Pluskalorien" wöchentlich ca. 800 kcal.							

Plan zum Download: www.sven-bach.de/futur.pdf

144

Die Warenkörbe

Das war eine Geschichte, die wir für die Sendung „Kaffee oder Tee" im Südwestdeutschen Rundfunk zweimal gemacht haben. Einmal am Jahresanfang und einmal zu Beginn der Fastenzeit. Die Aktion hieß „Der 8000 Kalorien Warenkorb leicht in den Frühling".

Zum Jahresanfang und zur Fastenzeit bekam man Tipps und Methoden, wie man ins Jahr gut einsteigt und sich entsprechend vorbereiten kann. Es ging auch darum, dass man Lebensmittel verwendet, die man überall bekommt, auch im Supermarkt und auf dem Markt, auch ohne Zusatzstoffe. Beide Warenkörbe sind vegetarisch.

Hier sind Komponenten drin, wie Müsli, warme Mahlzeiten, Vesper, die man dann auch nach den eigenen Vorlieben am Tag beziehungsweise in der Woche, in der man das essen soll, einteilen kann. Der Warenkorb sollte für Frauen sieben Tage, für Männer fünf Tage reichen, so ist er berechnet.

Er hat in der Tat nur 1150 Kalorien am Tag, ist aber für alle geeignet. Die Warenkörbe lassen sich ergänzen, beispielsweise mit lieb gewonnenen Sachen wie Schokolade oder ein Gläschen Wein. Auch ein paar Nudeln oder Kartoffeln mehr am Tag sind erlaubt. Es soll eine Einstimmung auf eine gesündere Lebensweise und keine Diät sein. Probieren Sie es sieben Tage aus.

Hier gibt es eine Einkaufliste mit genauen Angaben, was und wieviel davon man kaufen soll, dem Energiegehalt, und es gibt Rezepte für warme Mahlzeiten. Fünf Rezepte für quasi sieben Tage. Es sind zwei Gerichte dabei, die man zweimal essen kann.

Es gibt zwei Warenkörbe und insgesamt zehn Rezepte.

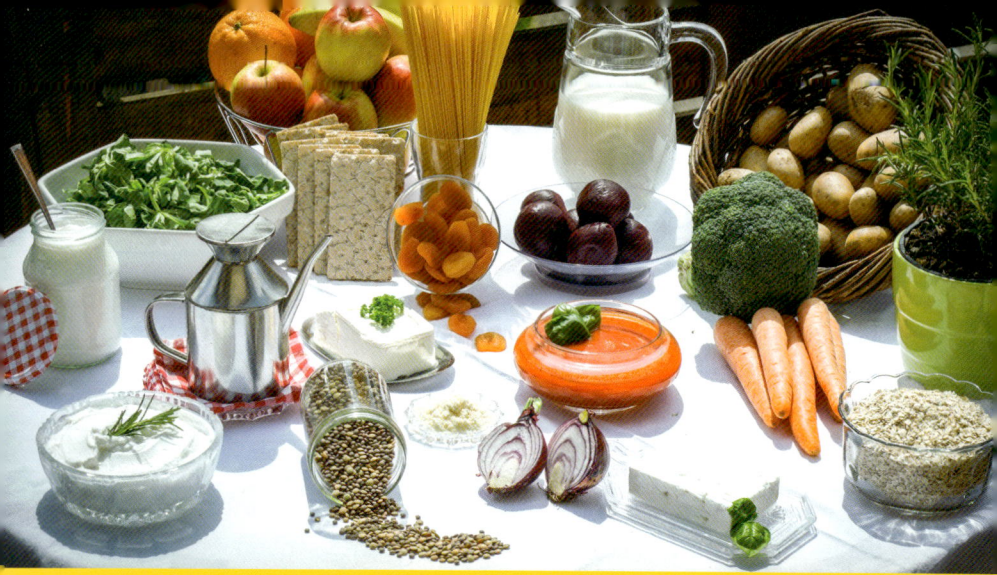

So sehen die 8000 Kalorien des Warenkorbs 1 aus.
Foto: Benjamin Breitmaier

Der Warenkorb 1

Gemüse und Obst:

- 500 g Kartoffeln 350 kcal
- 500 g Karotten 130 kcal
- 500 g Brokkoli 130 kcal
- 1 Päckchen Rote Bete vakuumiert (500 g) 200 kcal
- 5 Äpfel 355 kcal
- 3 Bananen 330 kcal
- 5 Orangen 300 kcal

Teigwaren / Brot / Getreide:

- 100 g Spaghetti 380 kcal
- 1 Packung Knäckebrot (200 g) 700 kcal
- Haferflocken (300 g) 1100 kcal

Milchprodukte:

- 1 Päckchen Schafskäse (200 g) 500 kcal
- 1 Frischkäse Rahmstufe (200 g) 400 kcal
- 1 fettarme Milch 1,5% Fett (1 Liter) 500 kcal
- 500 g Joghurt 1,5% Fett 230 kcal
- 500 g Magerquark 350 kcal
- etwas Parmesan (eine Portion von 30 g 100 kcal)

Sonstiges:

- 1 Glas Bio-Tomatensauce 325 g 100 kcal (hier lohnt ein Blick auf die Nährwerttabelle, die Produkte sind sehr unterschiedlich im Kaloriengehalt)
- 100 ml Olivenöl 850 kcal
- 250 g Linsen 750 kcal
- 1 Dose Tomaten 80 kcal
- 10 Trockenaprikosen 160 kcal
- 2 El Sonnenblumenkerne 160 kcal

Kalorisch zu vernachlässigen kommen hinzu:

- 1 Zwiebel
- 1 Knoblauchzehe
- 1 Portion Feldsalat
- 1 Zitrone
- Thymian
- Kreuzkümmel
- Kräuter und Meerrettich nach Belieben

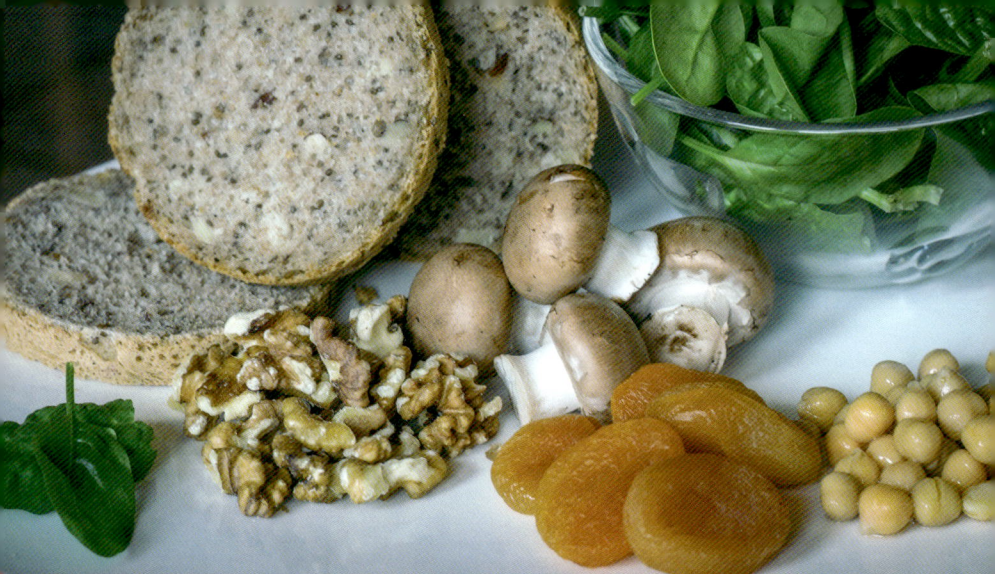

Der Warenkorb 2

Gemüse:

- 500 g Kartoffeln 350 kcal
- 500 g Karotten 130 kcal
- 750 g Spinat 150 kcal
- 1 Päckchen Rote Bete vakuumiert (500 g) 200 kcal
- 400 g Champignons 60 kcal

Obst:

- 5 Äpfel 355 kcal
- 4 Bananen 440 kcal
- 5 Orangen 300 kcal
- 7 Trockenaprikosen 115 kcal

Teigwaren / Brot / Getreide:

- 400 g Vollkornbrot 880 kcal
- 100 g Nudeln 380 kcal
- 200 g Haferflocken 750 kcal

Hülsenfrüchte / Nüsse:

- 250 g Kichererbsen 300 kcal
- 50 g Walnüsse 400 kcal

Milchprodukte:

- 100 g Hartkäse bzw. Parmesan 360 kcal
- 1 Becher Saure Sahne 10% (150 g) 180 kcal
- 1 Päckchen Schafskäse (200 g) 500 kcal
- 1 Körniger Frischkäse (200 g) 200 kcal
- 1 fettarme Milch 1,5% Fett (1 Liter) 500 kcal oder 2 Buttermilch (je 500 ml)
- 500 g Joghurt 1,5% Fett 230 kcal

Sonstiges:

- 4 Eier 320 kcal
- 100 ml Olivenöl 850 kcal
- 1 El Honig 40 kcal

Kalorisch zu vernachlässigen kommen hinzu:

- Zwiebeln
- Tomatenmark
- Aceto balsamico
- Knoblauch

- 1 Portion Feldsalat
- Curry
- Zitrone
- Minze
- Chili
- Zimt
- Lorbeerblatt
- Kreuzkümmel
- Thymian

Jetzt haben wir zwei ganze Körbe voller Leckerlichkeiten. Wir müssen nun schauen, was wir damit anfangen. Im Folgenden habe ich gemeinsam mit SWR-Redakteurin Petra Lergenmüller meine besten Rezepte zusammengestellt. Die meisten können innerhalb von Minuten zubereitet werden. Nichts für den Besuch der Schwiegereltern, aber echte Helfer, den Alltag von sich und seiner Familie, ohne großen Aufwand gesund zu gestalten. Die Rezepte habe ich schon mit zahlreichen meiner Patienten ausprobiert und weiß daher: Sie funktionieren.

Rezepte Warenkorb 1

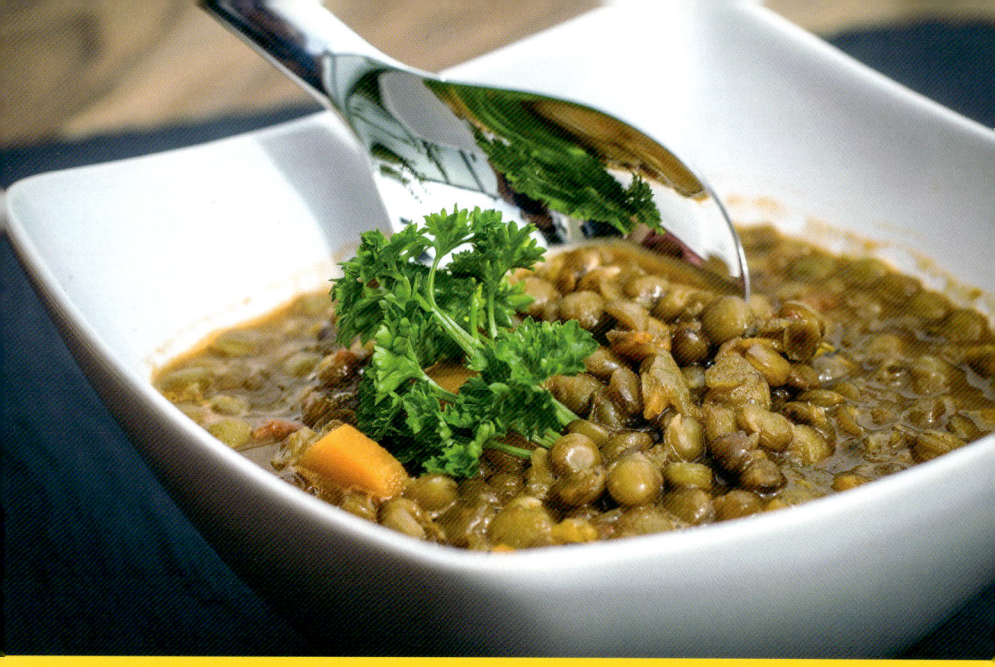

Foto: Benjamin Breitmaier

Linsensuppe vegan

Zubereitungszeit ca. 35 Minuten

Rezeptzutaten für zwei Portionen

1	Zwiebel
1	Karotte
1	Knoblauchzehe
1	Dose gewürfelte Tomaten
250 g	Linsen
2 Tl	Kreuzkümmel
5	Trockenaprikosen
2 Tl	Thymian
2 El	Olivenöl

Zubereitung:

Zwiebel und Karotten schälen und würfeln, danach mit dem Kreuzkümmel in einem Esslöffel Olivenöl in der Pfanne anbraten.

Dann die Trockenaprikosen fein schneiden und mit den Linsen zugeben, 750 ml Wasser auffüllen und 20 Minuten köcheln lassen.

Währenddessen Thymian und feingewürfelten Knoblauch in einem El Olivenöl anbraten. Tomaten zugeben und einkochen lassen, dann unter die Linsen ziehen, mit Salz abschmecken und weitere 10 Minuten ziehen lassen, dann servieren.

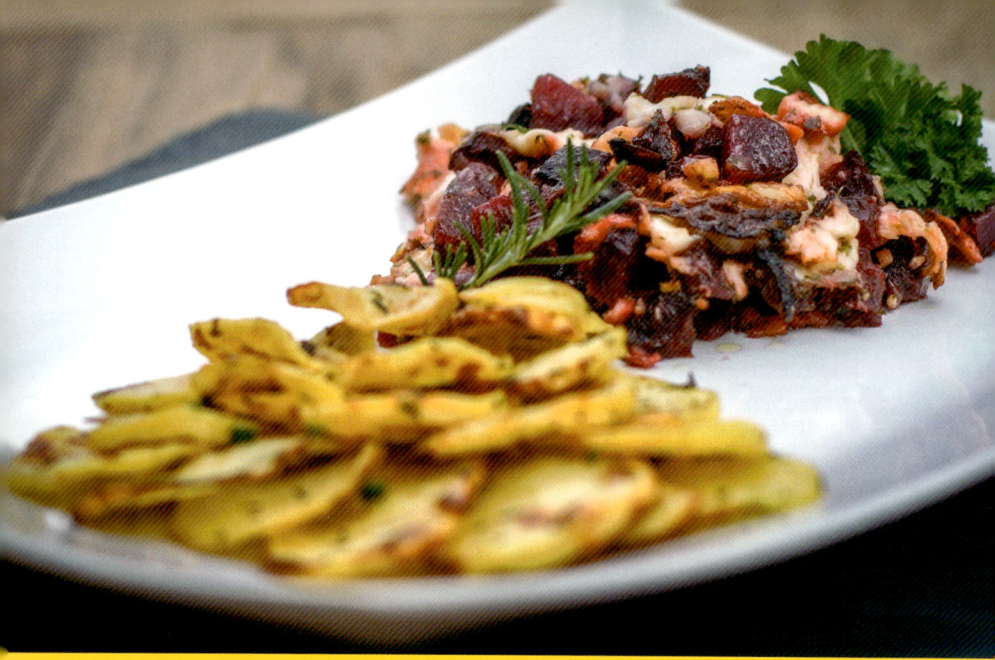

Rote Bete gratiniert

Zubereitungszeit ca. 35 Minuten

Rezeptzutaten für eine Portion

250 g	Rote Bete gekocht
100 g	Schafskäse
	Thymian
	Olivenöl

Zubereitung:

Die Hälfte der vakuumierten Rote Bete würfeln, in eine Auflaufform geben und mit der halben Packung Schafskäse belegen.

Mit Thymian bestreuen und 1 Tl Olivenöl darüber träufeln.

Im Ofen bei 180 Grad 10 Minuten erhitzen, dann mit dem Grill überbräunen.

Dazu gibt es eine Pellkartoffel.

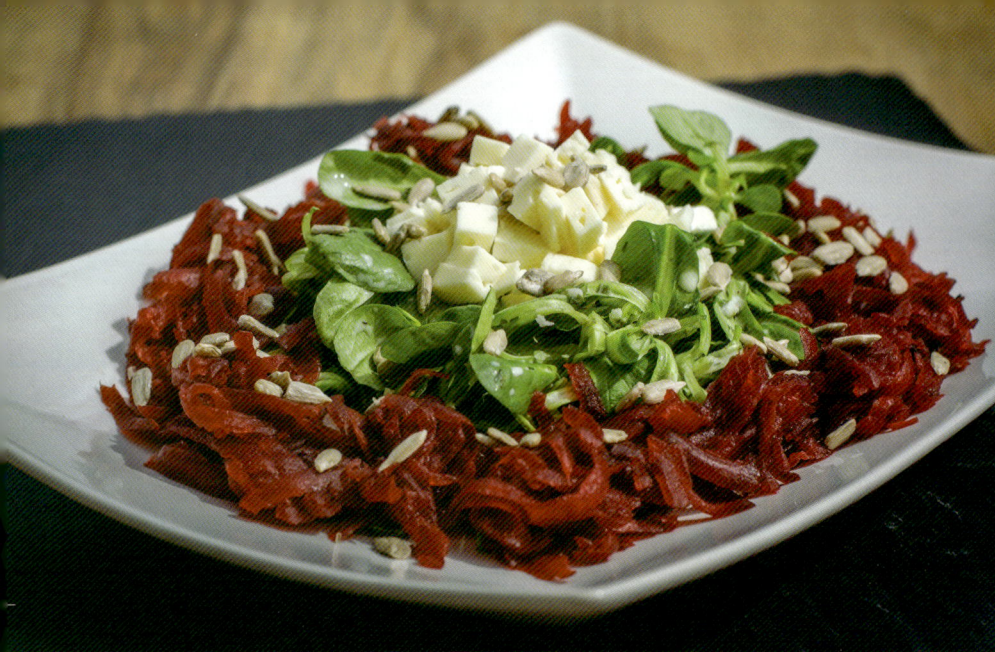

Foto: Benjamin Breitmaier

Bunter Salat

Zubereitungszeit ca. 20 Minuten

Rezeptzutaten für eine Portion

75 g Feldsalat
250 g gekochte Rote Bete
100 g Schafskäse
2 El Sonnenblumenkerne
2 El Essig
1 El Olivenöl
1 Tl Senf , Salz, Pfeffer

Zubereitung:

Feldsalat reinigen. Aus Essig, Öl und Senf eine Vinaigrette herstellen, wer möchte, gibt auch noch einen Esslöffel Joghurt dazu – damit den Feldsalat anmachen.

Rote Bete groß raspeln, Schafskäse zerbröseln und auf dem Feldsalat anrichten. Die Sonnenblumenkerne ohne Fett in einer Pfanne anrösten und über den Salat geben.

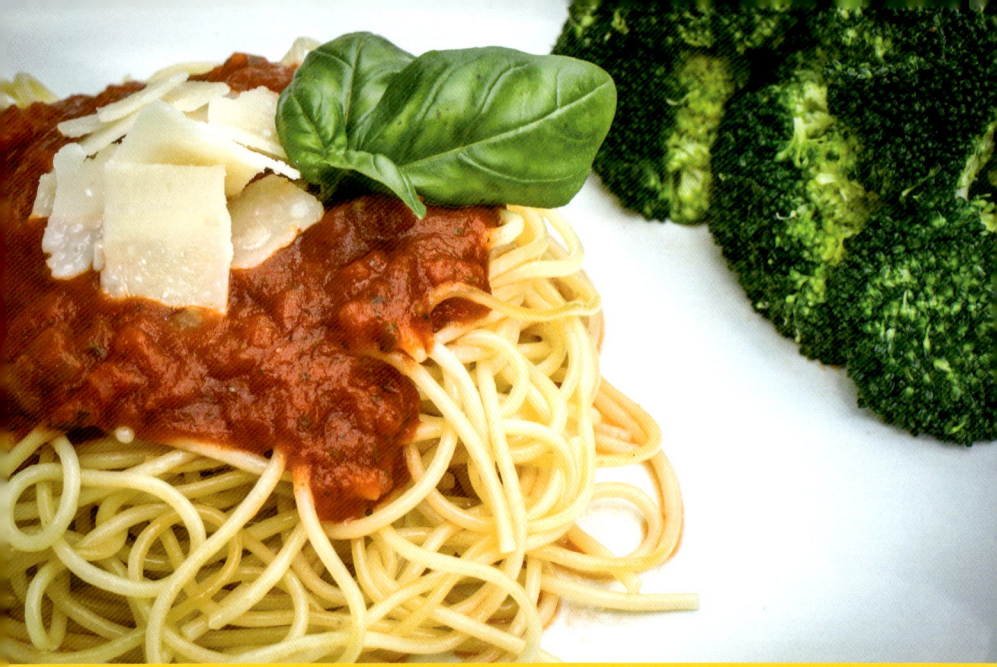

Spaghetti mit Tomatensauce
und marinierter Brokkoli

Zubereitungszeit ca. 35 Minuten

Rezeptzutaten für eine Portion

100 g Spaghetti
1 Glas Bio-Tomatensauce ohne Zusatzstoffe
500 g Brokkoli

Zubereitung:

500 g Brokkoli bissfest in wenig Salzwasser dünsten oder dämpfen, am Schluss mit 1 Tl Olivenöl und bei Bedarf einem Spritzer Zitronensaft marinieren, pfeffern.

100 g Spaghetti al dente kochen, und in einem Sieb abtropfen lassen. Ausreichend Tomatensauce, also etwa das halbe Glas, erhitzen, die Spaghetti unterziehen und alles gut durchwärmen, nach Belieben mit etwas Parmesan überreiben und mit dem lauwarmen Brokkoli servieren.

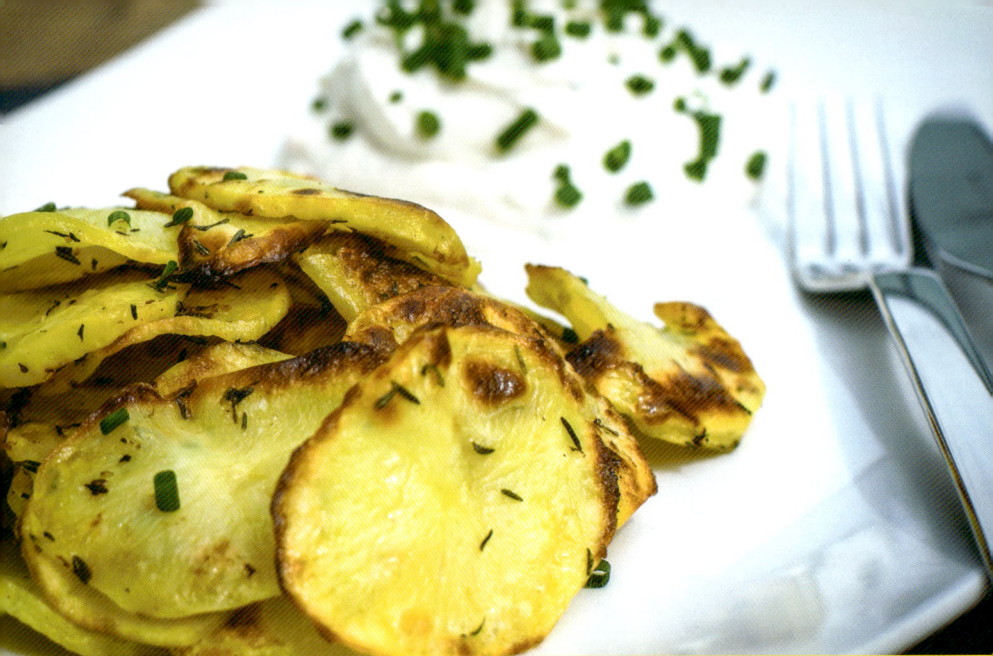

Ofenkartoffeln mit Quark

Zubereitungszeit ca. 10 Minuten + ca. 25 Minuten Ofenzeit

Rezeptzutaten für eine bis zwei Portionen

3 große Biokartoffeln (ca. 350 g) bürsten und in etwa 4 mm dicke Scheiben schneiden.

In einer Schüssel mit 1 El Olivenöl, ½ Tl Salz, Thymian, etwas Paprika und einem Spritzer Zitronensaft oder Essig gut durchmischen. Auf einem mit Backpapier ausgelegten Blech verteilen, bei 200 Grad Ober- und Unterhitze 20 Minuten braten lassen, dann wenden und nach Belieben bräunen, das dauert etwa weitere 5 Minuten.

250 g Magerquark mit etwas Milch und Olivenöl glattrühren, salzen und pfeffern und mit Kräutern nach Wahl oder Meerrettich abschmecken.

Rezepte Warenkorb 2

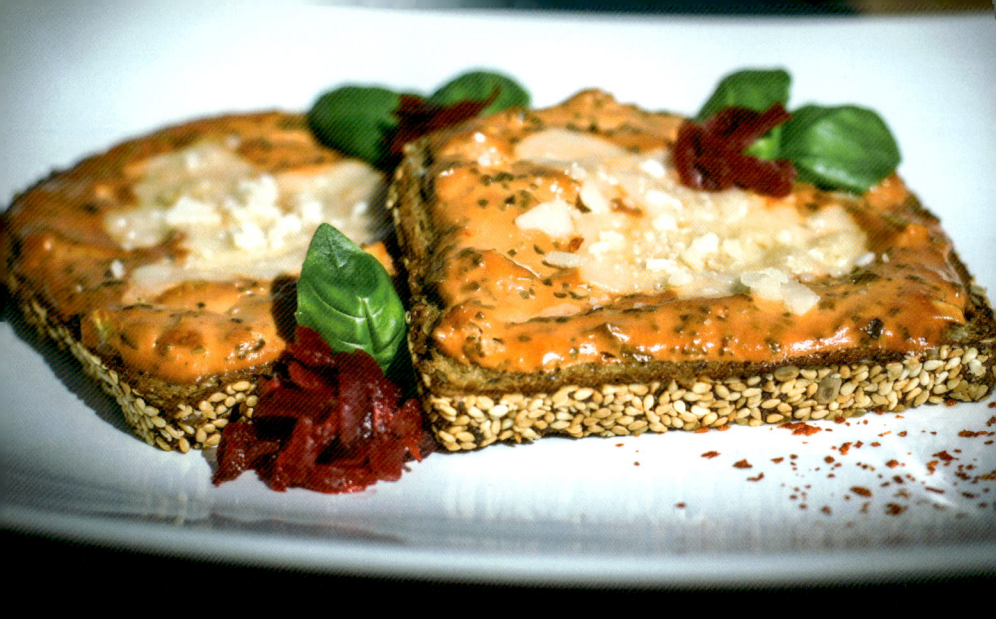

Foto: Benjamin Breitmaier

Pizzabrot

Zubereitungszeit ca. 10 Minuten

Rezeptzutaten für eine Portion

2 Scheiben Vollkornbrot (ca. 80 g)
Salz, Pfeffer
Gemischte Kräuter (Oregano, Majoran, Basilikum, Thymian)
2 El Saure Sahne 10%
1 El Tomatenmark
1 Tl Aceto balsamico
40 g Parmesan

Zubereitung:

Kräuter waschen. Kräuter hacken. Das Brot toasten.

Saure Sahne, Tomatenmark, Kräuter, Aceto Balsamico und geriebenen Parmesan in einer Schüssel vermischen.

Die Masse gleichmäßig auf dem Brot verteilen.

Bei 180 Grad Oberhitze ca. 3 Minuten überbacken.

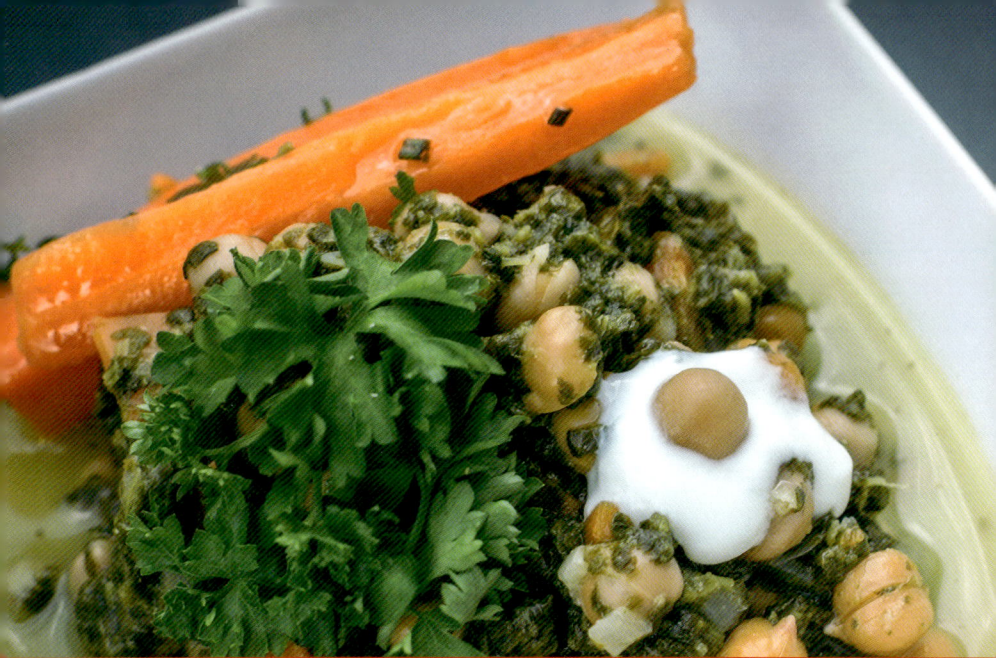

Kichererbsen-Spinat-Topf

Zubereitungszeit ca. 40 Minuten

Rezeptzutaten für zwei Portionen

Zwiebel
2 Zehen Knoblauch
1 Karotte
250 g Kichererbsen
375 g Spinat (frisch oder TK)
2 El Olivenöl
Zitrone
1 Tl Kreuzkümmel
Prise Zimt
Chili nach Belieben

1 Lorbeerblatt
Salz, Pfeffer
Zum Anrichten: pro Portion 1 bis 2 El Saure Sahne 10 Prozent

Zubereitung:

TK Spinat bitte auftauen und ausdrücken. Kichererbsen einige Stunden einweichen, das Einweichwasser wegschütten. In frischem Wasser mit Lorbeerblatt und Chilischote (am besten im Schnellkochtopf) bissfest kochen. Kichererbsen in ein Sieb schütten, Chili und Lorbeerblatt entfernen.

Knoblauch, Zwiebel und Karotte fein würfeln und in Olivenöl andünsten. Den Kreuzkümmel mörsern und in den Topf geben, den frischen oder aufgetauten (ausgedrückten) Spinat zugeben.

Mit 1 Liter Wasser aufgießen, salzen, etwas Zitronenabrieb zugeben und aufkochen lassen. Die Kichererbsen und den Zimt zufügen und ca. 20 Minuten auf kleiner Flamme ziehen lassen. Mit etwas Zitronensaft abschmecken und vor dem Servieren mit 1-2 El saurer Sahne pro Teller anrichten.

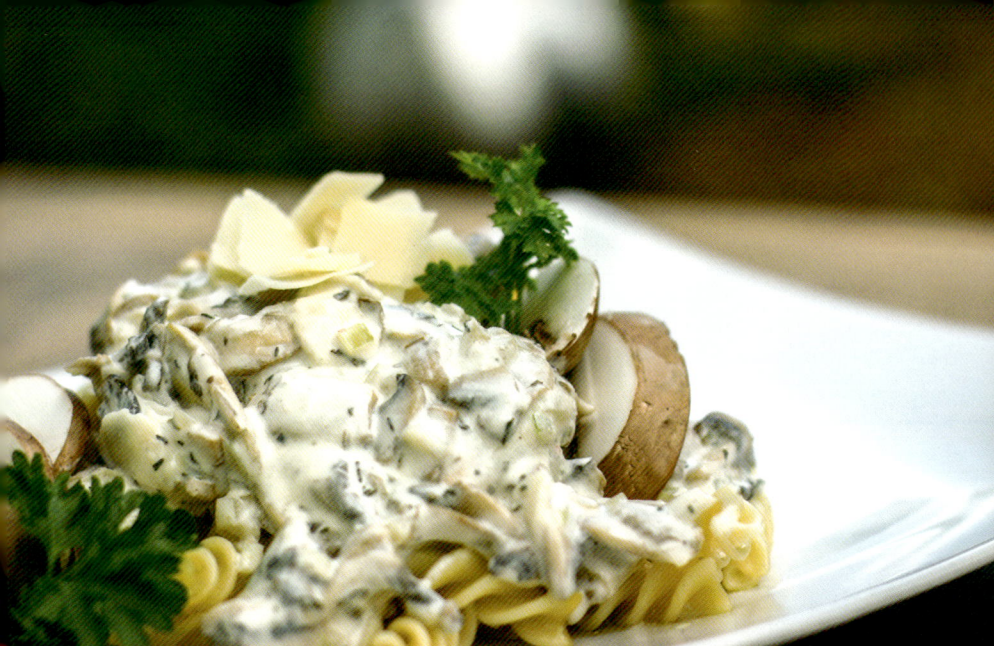

Foto: Benjamin Breitmaier

Nudelpfanne
mit frischen Champignons und Parmesan

Zubereitungszeit ca. 25 Minuten

Rezeptzutaten für eine Portion

Zwiebeln nach Belieben
Knoblauch nach Belieben
200 g Champignons
100 g Nudeln (Trockengewicht)
Salz, Pfeffer
1 El Olivenöl
50 g Saure Sahne 10 Prozent
25 g Parmesan
Thymian – frisch, tiefgekühlt oder getrocknet

Zubereitung:

Zwiebeln und Knoblauch hacken. Champignons waschen und in Scheiben schneiden.

Nudeln kochen.

Olivenöl in einer Pfanne erhitzen, Champignons, Zwiebeln und Knoblauch darin ca. 3 Min. dünsten. Parmesan reiben.

Schmand, Thymian und Parmesan dazugeben. Abschmecken mit Salz und Pfeffer. Nudeln abgießen (nicht kalt abschrecken) und tropfnass mit der Sauce vermischen und servieren.

Dazu passt ein Feldsalat!

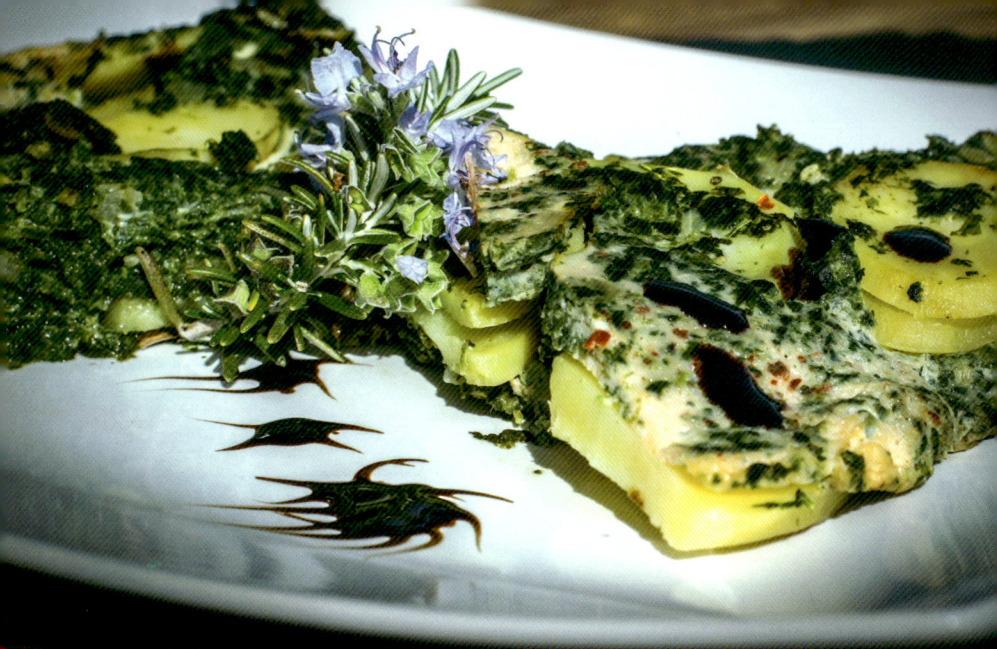

Spinat-Tortilla

Zubereitungszeit ca. 35 Minuten inklusive Ofenzeit

Rezeptzutaten für zwei Portionen

250 g Pellkartoffeln
3 Eier
375 g Spinat (TK oder auch frisch)
Olivenöl
1 Schalotte
nach Belieben Knoblauch
Salz, Pfeffer, Curry

Zubereitung:

Kleingewürfelte Schalotte anbraten, getauten und ausgedrückten oder frischen Spinat dazugeben.

5 Minuten braten, dann aus der Pfanne nehmen und durchhacken. Die Pellkartoffeln in Scheiben mit etwas Öl in die Pfanne geben, Farbe nehmen lassen. Eier verquirlen mit 4 El Milch.

Salzen, pfeffern. Etwas Curry zugeben. Spinat zu den Kartoffeln geben, mischen und die Eiermilch darüber geben, Deckel drauf und bei kleiner Hitze etwa 15 Minuten stocken lassen.

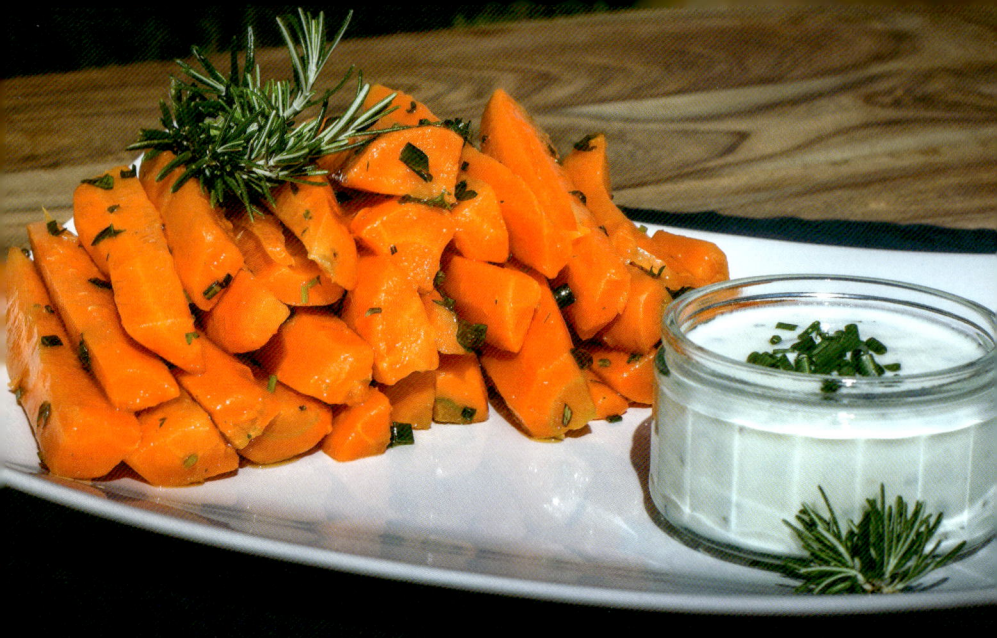

Foto: Benjamin Breitmaier

Karottengemüse
mit Rosmarin und Minze-Dip

Zubereitungszeit ca. 25 Minuten

Rezeptzutaten zwei Portionen Gemüse, einmal Dip

250 g Karotten
1 Zweig Rosmarin
1 El Olivenöl
1 El Honig
Salz

Minze-Dip:

100 ml Joghurt
1 Tl Olivenöl
Salz
4 Stengel Minze

Zubereitung:

Karotten schälen, die Karotten längs durchschneiden und dann in 3-cm lange Stücke schneiden.

In wenig Olivenöl andünsten, Rosmarin zufügen, etwa 50 ml Wasser angießen und die Karotten bissfest garen und salzen. Mit Honig und dem restlichen Olivenöl überglänzen.

Minze-Dip: 100 ml Joghurt mit einem Tl Olivenöl und etwas Salz verrühren.

4 Stengel Minze abziehen, die Blättchen hacken, zugeben und den Dip möglichst einige Stunden ziehen lassen.

Dazu passen Pellkartoffeln.

Die übrigen Karotten schmecken prima mit etwas Zitronensaft mariniert kalt!